全科医学实习指导

主　　编　张剑锋　刘翠中
副 主 编　雷卓青　陈茂伟　周志益
编　　委　（以姓名笔画为序）
　　　　　王玉容（绵阳市中心医院）
　　　　　宁　宗（广西医科大学第一附属医院）
　　　　　伍　媛（湖南师范大学附属第一医院　湖南省人民医院）
　　　　　刘雅妮（桂林医学院附属医院）
　　　　　刘翠中（湖南师范大学附属第一医院　湖南省人民医院）
　　　　　祁帧楠（北京大学第一医院）
　　　　　何　丹（广西医科大学第二附属医院）
　　　　　张剑锋（广西医科大学第二附属医院）
　　　　　陈一平（广西壮族自治区民族医院）
　　　　　陈茂伟（广西医科大学全科医学院）
　　　　　周凤丽（中山大学附属第三医院）
　　　　　周志益（重庆市人民医院　重庆市医学科学院）
　　　　　周毅江（南宁市高新工业园社区卫生服务中心）
　　　　　冼俊芳（深圳市龙岗中心医院）
　　　　　黄　莉（广西医科大学第二附属医院）
　　　　　梁　鹏（广西医科大学第二附属医院）
　　　　　蒋丕萍（北京大学航天临床医学院）
　　　　　童钰铃（浙江大学医学院第二附属医院）
　　　　　雷卓青（广西医科大学第二附属医院）
　　　　　谭莉莉（河北大学附属医院）
编写秘书　黄婧渝（广西医科大学第二附属医院）
　　　　　卢家雯（广西医科大学第二附属医院）

科 学 出 版 社

北　京

内 容 简 介

随着我国社会经济的发展、医药卫生体制改革的不断深入以及人民群众健康需求的不断变化，全科医学的重要性日益凸显。健康中国的实现，呼唤全科医学有一个更大、更快的发展。《全科医学实习指导》紧扣《全科医学概论》教材，以全科医学基本知识、全科医学常见疾病、常见症状、常见健康问题、基本技能、病历书写、检验结果及心电图的判定等为主要内容，从疾病概述、临床表现、疾病的评估、鉴别诊断、治疗、健康教育、转诊指征等入手，结合全科医学理念，配以流程图，深入浅出，简明扼要、图文并茂地进行阐述。

本教材的读者对象主要为全科医学实习医生，旨在帮助全科医学专业实习医生在临床轮转期间建立全科医学理念、诊疗思维与基本技能，学习如何运用全科医学基础理论及实践技能，为下一学习阶段打下坚实基础。

图书在版编目（CIP）数据

全科医学实习指导/张剑锋，刘翠中主编. —北京：科学出版社，2023.10
ISBN 978-7-03-076515-4

Ⅰ. ①全… Ⅱ. ①张… ②刘… Ⅲ. ①全科医学–实习 Ⅳ. ①R4-45

中国版本图书馆 CIP 数据核字（2023）第 183697 号

责任编辑：张天佐 / 责任校对：宁辉彩
责任印制：张 伟 / 封面设计：陈 敬

科 学 出 版 社 出版
北京东黄城根北街 16 号
邮政编码：100717
http://www.sciencep.com

北京中石油彩色印刷有限责任公司 印刷
科学出版社发行 各地新华书店经销

*

2023 年 10 月第 一 版 开本：787×1092 1/16
2023 年 10 月第一次印刷 印张：8
字数：195 000

定价：39.80 元
（如有印装质量问题，我社负责调换）

前　　言

党的二十大报告对"推进健康中国建设"作出了全面部署，强调要把保障人民健康放在优先发展的战略位置，展望未来，全科医生必将成为整个健康服务体系的基石和中坚力量。加强全科医学专业本科人才培养，补充实习医生从课堂理论学习过渡到临床及基层社区实践中的空白环节，保证实习医生高质量地完成基层全科医学实习任务，是我们正在探索的一大课题。本教材旨在明确全科医学实习医生学习准则，帮助全科医学实习医生在实习实践中巩固全科医学诊疗思维，加深对全科医学的认知。

本教材共七章，章节安排按照医学生实习工作的需求展开。第一章"全科医学科实习医生须知"介绍了实习目的、基本要求及常用的医疗文书书写规则。第二章"全科医学基本知识"主要介绍在全科诊疗中的 RICE 问诊、莫塔安全诊断策略等内容。第三章"全科医学常见疾病"及第四章"全科医学常见未分化疾病"纳入了 14 种常见疾病、16 种未分化疾病的分类病因、诊断策略、红旗征、转诊指征、处理原则及要点内容。第五章"全科医学实践基本技能"涵盖了全科医学科接诊流程，如何建立居民健康档案及各项常见病管理服务规范。第六章"社区卫生服务中心常规检测结果判定"及第七章"社区常见心电图结果判定"既包括了常见的检验结果分析，如血常规、尿常规、凝血功能、内分泌激素等，也包括了常见心电图结果示例图析，如心房肥大、心室肥厚、心肌梗死、心律失常等。

本教材的编写体现了全体编委在多年的全科医学教学实践中积累的丰富经验和研究成果。在此，我们对全体编委及编写秘书对本教材的辛勤付出表示衷心的感谢！

由于我们知识的局限，本教材中难免存在不足，恳请读者提出宝贵的意见，以便后续再版修订。

张剑锋　刘翠中

2023 年 1 月 20 日

目　　录

第一章 全科医学科实习医生须知

第一节 目 的 要 求

一、实习总体要求

1. 熟悉和了解全科医学科的基本情况、诊疗范围和服务要求。
2. 掌握常见病与多发病、多病共存的临床诊疗，急危重症的识别，常见健康问题的处理，危险因素干预和健康教育。

二、实习具体要求

1. 基本知识

掌握 社区常见病和多发病的临床表现、诊断与鉴别诊断、诊疗方案、随访原则、生活方式及危险因素干预、健康教育和转诊指征；常见健康问题和危险因素的识别与处理；常见社区急危重症的早期识别及处理；慢性非传染性疾病的社区管理；多病共存患者的综合治疗。

熟悉 社区重点人群的全科服务；全科诊疗思维模式；疾病预防和健康管理。

了解 家庭医师签约服务、家庭访视与家庭病床管理、安宁疗护。

2. 基本技能

掌握 全科接诊和医患沟通；全科基本操作技能；SOAP 病历书写和健康档案管理。

熟悉 慢性病健康管理；家庭访视。

3. 轮转安排见表 1-1。

三、教学安排

本专业实习期间，每周安排一次教学查房，每两周安排一次小讲课和教学病例讨论，由全科专业基地负责组织安排授课。

四、考核方式

1. 平时考核 由带教老师评分，内容为医德医风、组织纪律、学习态度、理论知识、病历书写、技能操作、医患沟通等方面。

2. 出科考核 所有实习医生出科前均须完成出科考核，由专业基地组织开展。

考核形式：理论考试+技能操作+体格检查+手写完整大病历 1 份。

考核内容：本专业应掌握的病种及技能操作。

表 1-1 轮转安排建议表

实习科目	时间安排	实习内容	要求
全科医学科	6 周	常见症状如水肿、消瘦、乏力、头晕等或健康问题的处理；常见病、多发病的诊疗规范；多病共患慢性病管理。常见急危重症如晕厥、意识障碍、咯血、呼吸困难、鼻出血、呕血与便血、尿潴留的紧急处理与急救措施、病因分析、诊断与鉴别诊断、进一步处理原则。高血压、冠心病、脑血管病、糖尿病、慢性阻塞性肺疾病、慢性肾脏疾病、骨质疏松等常见病和多病共存的诊断与鉴别诊断、处理原则、生活方式指导	掌握常见病、多发病的临床表现、诊断和鉴别诊断、诊疗方案和随访计划；急危重症的早期识别和处理；社区转诊指征和注意事项；全科医学基本操作技能 了解全科连续性照护模式
基层实践基地	6 周	社区常见慢性病管理；健康档案管理；家庭访视；公共卫生和预防接种；社区重点人群保健	掌握 SOAP 病历书写和健康档案管理；掌握高血压、糖尿病社区规范化管理；掌握常见急危重症的识别和处理、转诊和会诊指征 了解家庭医师签约服务、家庭访视和家庭病床管理

（彭丽华 刘翠中）

第二节　病房工作须知

1. 实习医生每天早晨 8：00 前跟着上级医师完成对所管患者的查房，准时参加病房交接班，并做病情汇报。

2. 实习医生在带教老师的指导下，负责管理一定数量的床位患者（视科室具体情况而定）的诊疗工作，跟随带教老师参与病房值班。

3. 实习医生每天至少查房 2 次，且必须参加总住院医师主持的晚查房；在查房时，实习医生向上级医师汇报分管患者的病情。

4. 实习医生须全面掌握所分管患者的病情和诊治情况，在带教老师的指导下开展诊疗工作，及时书写病历并请上级医师修改签字。

5. 实习医生的任何医疗活动必须在带教老师指导下进行。

6. 实习医生开具的医嘱和书写的医疗文书必须经带教老师签名后方可生效。

7. 患者及其家属询问病情时，实习医生应遵照带教老师的意见，耐心向患者及其家属解答，应注意尊重患者、保护患者的隐私。

8. 尊重科室所有工作人员的劳动，培养团队合作意识，与同事融洽相处。积极学习护理等方面的知识和技能。

（何　丹　刘翠中）

第三节　全科医学科病历书写规定

一、入院记录的主要构成内容

入院记录是指患者入院后，由经治医师通过问诊、查体、辅助检查获得有关资料，并对这些资料归纳分析书写而成的记录。

（一）患者一般情况

患者一般情况包括姓名、性别、年龄、民族、婚姻状况、籍贯、职业、入院时间、记录时间、病史陈述者。

（二）主诉

主诉是指促使患者就诊的主要症状（或体征）及持续时间。主诉的要求如下：①准确精练，不要超过 20 个字。②需要使用医学术语。③与诊断相互呼应，只取与诊断疾病关系密切的内容写入主诉。④主诉要和现病史一致。

（三）现病史

现病史是指患者本次疾病的发生、演变、诊疗等方面的详细情况，应当按时间顺序书写。内容包括发病情况、主要症状特点及其发展变化、伴随症状、发病后诊疗经过及结果、睡眠和饮食等一般情况的变化，以及与鉴别诊断有关的阳性或阴性资料等。现病史的要求如下。

1. 发病情况　记录发病的时间、地点、起病缓急、前驱症状、可能的原因或诱因。

2. 主要症状特点及其发展变化情况　按发生的先后顺序描述主要症状的部位、性质、持续时间、程度、缓解或加剧因素及演变发展情况。

3. 伴随症状　记录伴随症状，描述伴随症状与主要症状之间的关系。

4. 发病以来诊治经过及结果　记录患者发病后到入院前，在院内、外接受检查与治疗详细经过及效果。对患者提供的药名、诊断和手术名称需要加引号（" "）以示区别。

5. 发病以来一般情况　简要记录患者发病后的精神状态、睡眠、食欲、大小便、体重等情况。

与本次疾病虽无紧密关系、但仍需要治疗的其他疾病情况，可在现病史后另起一段予以记录。

（四）既往史

既往史是指患者过去的健康和疾病情况。内容包括既往一般健康状况、疾病史、传染病史、预防接种史、手术外伤史、输血史、食物或药物过敏史等。

（五）个人史、婚育史、月经史、家族史

1. 个人史　记录出生地及长期居留地，生活习惯及有无烟、酒、药物等嗜好，患者家庭关系，家庭支持及依从性，职业与工作条件及有无工业毒物、粉尘、放射性物质接触史，有无冶游史。

2. 婚育史、月经史　婚姻状况、结婚年龄、配偶健康状况、有无子女等。女性患者记录月经初潮年龄、行经期天数、间隔天数、末次月经时间（或闭经年龄）、月经量、痛经及生育等情况。

3. 家族史　父母、兄弟、姐妹健康状况，有无与患者类似的疾病，有无家族遗传倾向的疾病。

（六）系统回顾

1. 呼吸系统　咳嗽、咳痰；呼吸困难、喘息；咯血、低热、胸痛。

2. 循环系统　心悸、活动后气促、晕厥、血压升高、心前区疼痛、水肿。

3. 消化系统　纳差、反酸、嗳气；恶心、呕吐；腹胀、腹痛、腹泻、便秘；呕血、黑便；黄疸。

4. 泌尿生殖系统　尿频、尿急、尿痛、排尿困难、尿量改变、尿的颜色改变、尿失禁、水肿、腹痛。

（七）体格检查

体格检查包括体温、脉搏、呼吸、血压，其他一般情况，皮肤、黏膜，全身浅表淋巴结，头部及其器官，颈部，胸部（胸廓、肺部、心脏、血管），腹部（肝、脾等），直肠肛门，外生殖器，脊柱，四肢，神经系统等。

（八）专科情况

专科情况应当根据专科需要记录专科特殊情况。

（九）辅助检查

辅助检查指入院前所做的与本次疾病相关的主要检查及其结果。应分类按检查时间顺序记录检查结果，如是在其他医疗机构所做检查，应当写明该机构名称、检查号、检查时间。

（十）初步诊断

初步诊断是指经治医师根据患者入院时情况，综合分析所做出的诊断。如初步诊断为多项时，应当主次分明。对待查病例应列出可能性较大的诊断。应对病例进行分型，修正诊断有变化应及时修正。病例分型单列一行。

（十一）医师签名

书写入院记录的医师签名（含职称）。

（十二）修正诊断或补充诊断

初步诊断有变化时，应及时做出修正或补充诊断，并有修正时间和医师签名。

二、门（急）诊病历记录

门（急）诊病历记录应当由接诊医师在患者就诊时及时完成，记录内容如下。

1. 初诊病历记录书写内容　应当包括就诊时间、科别、主诉、现病史、既往史、阳性体征，必要的阴性体征和辅助检查结果、诊断及治疗意见和医师签名等。

2. 复诊病历记录书写内容　应当包括就诊时间、科别、主诉病史、必要的体格检查和辅助检查结果、诊断、治疗处理意见和医师签名等。

3. 急诊病历书写就诊时间　应当具体到分钟。

4. 急诊留观记录　是急诊患者因病情需要留院观察期间的记录，重点记录观察期间病情变化和诊疗措施，记录应简明扼要，并注明患者去向。

5. 危重抢救记录　抢救危重患者应当书写抢救记录，门（急）诊抢救记录书写内容及要求按照住院病历抢救记录书写内容及要求执行。

三、SOAP 病历书写要求

SOAP 病历是基层医疗保健国际分类（International Classification of Primary Care，ICPC）（由世界全科医师组织制定）提出用来组织、记录全科诊疗活动的结构化的基层医疗病历；是全科医学特有的生物–心理–社会医学模式的体现，是全科医疗健康档案的记录形式。具体包括以下内容：

S：主观资料（subject data），包括患者的主诉、病史、过敏史、家庭史等。

O：客观资料（objective data），包括患者的体征、临床检验检查结果、血药浓度值监测等。

A：评估（assessment），评估是 SOAP 中最重要、也是最复杂的一部分。完整的评估应包括诊断和鉴别诊断、并存的健康问题和危险因素等。

P：诊疗或管理计划（plan），包括诊疗方案、随访计划、健康教育、转诊或会诊的管理等。

四、入院病历范例

姓名：韦××　　性别：女　　年龄：38 岁　　民族：壮族

婚姻：已婚　　职业：农民　　住址：××县大桥镇三里村李家屯

入院日期：2022 年 10 月 21 日上午 10 时 30 分

病史供述者：患者本人　　可靠程度：可靠

主诉：心悸、气促 2 年余，加重伴下肢水肿 10 天。

现病史：2 年前患者上山采摘时，突然出现心悸、气促，休息片刻即可缓解。此后每于快步行走或挑担时即感心悸、气促，需要休息半小时左右才好转。体力下降但尚能胜任轻的农业劳动，未进行特殊治疗。今年 3 月，患者于第 2 次分娩后第 3 天，因受凉发生咳嗽，咳白色黏痰，量不多，有时夹带鲜红色血丝，心悸、气促加重，但无发热，也无胸痛及盗汗，在当地卫生所诊治，诊断为"心脏病"，服药（不知何药）2 周后好转。此后，每当劳累或受凉后立即引起上述症状，反复发作 3～4 次，每次持续 1～2 周。2 个月前于挑水途中，再次出现心悸、气促和咳嗽，咳少量粉红色泡沫样痰，经休息 3 个多小时仍不能缓解，被送到卫生院诊治，诊断为"心力衰竭"，用洋地黄强心（剂量不详）等治疗后上述症状消失。10 天前，患者因受凉出现发热，自测体温 38℃，伴咽痛、咳嗽、气喘，痰为白色泡沫状，量较多，伴心前区不适，胸闷加重，曾两次出现夜间阵发性呼吸困难，被迫坐起 1 小时左右渐缓解，无粉红色泡沫痰。近 1 周来完全不能平卧，只能高枕卧位或端坐，休息状态下仍感胸闷、心悸、气促，同时发现下肢水肿，逐渐加重，伴麻木及沉重感。小便深黄、量少，每天仅 2～3 次，大便干结，食欲减退，每餐只能进食少量稀粥，时有恶心及右上腹部胀痛，但无呕吐。在当地注射"青霉素"，口服"地高辛及氢氯噻嗪"等多种药物（剂量不详），病情无好转而转来我院。门诊以"风心病心力衰竭"收入院。发病以来出汗多，精神倦怠，睡眠差，食欲减退，食后腹胀加重，尿少，大便尚正常，近半个月来体重增加 3kg。

既往史：平素健康状况一般。16 岁时曾有过两膝、肘及腕关节疼痛，天冷下雨时明显但无活动受限及红肿，不发热，也非游走性疼痛，自行好转。每于受凉后常有咽痛，数天即愈。2003 年曾患"痢疾"，为黏液脓血便，以黏液和脓为主，每天 4～5 次，有里急后重，经服药 1 周而愈。无肝炎及结核病等传染病史，注射过多种预防针（具体不详），无外伤、手术史、输血史及药物过敏史。

系 统 回 顾

呼吸系统：无慢性咳嗽、咳痰、咯血、胸痛、低热、盗汗及呼吸困难史。

循环系统：无反复水肿、晕厥、心前区疼痛、心悸、气促及高血压病史。

消化系统：无反酸、嗳气、腹胀腹痛史。也无黄疸、呕血、黑便史。

泌尿生殖系统：无多尿、血尿、水肿、尿频、尿急、尿痛及外生殖器溃疡史。

造血系统：无苍白、鼻及牙龈出血、皮肤紫癜病史。

内分泌系统及代谢：无视力障碍、性格改变、食欲异常、体重改变、烦渴、多饮等病史。

神经精神系统：记忆力尚可，无头痛、意识障碍、抽搐及瘫痪病史。

肌肉骨骼系统：16 岁时曾有过四肢关节痛，非游走性，局部无红肿及运动障碍，无骨折、脱位及肌肉萎缩等病史。

个人史：出生于××县，自幼上学，初中毕业后一直务农。无外地长期居住史，未到过流行病疫区。家庭经济尚可，居住条件一般，但较潮湿。无烟、酒及其他特殊嗜好。否认冶游及性病史。

婚姻史：25 岁结婚，配偶健康，夫妻关系和睦。

月经及生育史：初潮年龄 15 岁 $\dfrac{3～5}{28～30}$ 末次月经 2022 年 10 月 3 日，经血色泽正常，量中等，无血块及痛经史，白带量不多，无异味。妊 3 产 2，足月顺产两胎，人工流产 1 次，两次妊娠期间均无明显心悸、气短现象。未采取避孕措施，育有一子一女，身体均健康。

家族史：父亲于 1999 年病故，原因不明。母亲健在，1996 年因"胃溃疡"曾做过"胃大部切除术"。两兄及一妹均健康，家族中无类似本病患者，也无传染病及遗传病史。

体 格 检 查

T 37.8℃，P 102 次/分，R 30 次/分，BP 120/76mmHg，身高 168cm，体重 65kg，体重指数（BMI）23.0kg/m^2，腹围 80cm。

一般状况：发育正常，营养中等，正力体型，神志清晰，半坐卧位，呼吸短促，呈二尖瓣面容，精神倦怠，表情淡漠，懒于答言，检查合作。

皮肤黏膜：两颊部呈暗紫红色，口唇及指甲见轻度发绀，无黄染，无皮下结节及皮疹，无皮下出血点，皮肤干燥，弹性差，无蜘蛛痣、瘢痕、溃疡，毛发分布正常。

淋巴结：两侧颌下各触及一个 1.5cm×1.5cm 大小的淋巴结，稍硬，表面光滑，可移动，无压痛。其他浅表淋巴结均未触及。

头部及其器官：头颅正常大小无畸形，无压痛、无肿块及结节，无外伤及瘢痕。头发润泽，无脱发。

眼：外形未见异常，眉毛无脱落，无倒睫，双眼睑轻度水肿，无下垂。眼球无突出或凹陷，运动自如，无震颤及斜视。睑结膜轻度充血，未见出血点。巩膜无黄染。角膜透明，无白斑及溃疡。两侧瞳孔等大等圆，对光反射及集合反射均灵敏，视力正常。

耳：耳廓外形无异常，外耳道未见异常分泌物，乳突无压痛，听力粗测正常。

鼻：无畸形，轻度鼻翼扇动，鼻无阻塞，鼻前庭有少量黏液性分泌物，无血痂，鼻中隔无偏曲，鼻旁窦区无压痛。

口腔：口无臭味，唇轻度发绀，无疱疹、皲裂及口角糜烂。牙龈无溢脓、无肿胀及出血。舌体大小正常，舌质暗紫，舌苔薄白，有牙印，舌无震颤及偏斜。口腔黏膜无出血点及溃疡。两侧扁桃体Ⅱ度肿大，稍潮红，无脓性分泌物，咽后壁轻度充血，黏膜粗糙，有少量淋巴滤泡增生。

颈部：两侧对称，柔软，无抵抗及压痛。两侧颈静脉明显怒张，肝颈静脉回流征阳性，颈动脉搏动可见。气管居中。甲状腺不肿大，无压痛，未闻及血管杂音。

胸部：胸廓两侧对称，无畸形，弹性正常，胸壁无静脉曲张及压痛。肋间隙无增宽或变窄，无膨隆或凹陷。乳房两侧对称，无红肿、压痛，未触及肿块。

肺脏

视诊：呈胸式呼吸，呼吸运动两侧对称，呼吸急速而浅，节律整齐。

触诊：胸廓扩张度两侧均等，两侧语颤对称，无增强或减弱，无胸膜摩擦感。

叩诊：两肺叩诊清音，无浊音及实音，肺下界在锁骨中线第6肋间，腋中线第8肋间，肩胛下角线第10肋间；肺下界移动度因合作不好未能叩出。

听诊：两肺呼吸音粗，无局部呼吸音增强或减弱。左肺底可闻及多量细湿啰音及少量干啰音，右肺底有少量细湿啰音，未闻及异常支气管呼吸音及混合性呼吸音。无胸膜摩擦音及捻发音。语音共振双侧均等，未见增强或减弱。

心脏

视诊：心尖冲动在左侧第5肋间锁骨中线外2cm，搏动范围直径4cm，呈弥散性搏动，心前区无隆起。

触诊：心尖冲动位置同视诊，搏动不规则，心尖部可触及舒张期震颤，其他各瓣膜区无震颤，无心包摩擦感。

叩诊：心界向左侧扩大，心腰部较突出。叩诊心界扩大的大小如表1-2所示：

听诊：心率121次/分，心律绝对不规则，心音强弱不等，心尖部第一心音亢进，并可闻及中度舒张中晚期隆隆样杂音，局限在心尖附近。P2亢进＞A2。胸骨左缘第3~4肋间可闻及二尖瓣开放拍击音，其他瓣膜区未闻及杂音，未闻及奔马律及心包摩擦音。

表 1-2　叩诊心界大小

右界（cm）	肋间	左界（cm）
3	II	3
3	III	4.5
4	IV	7
	V	10

注：左锁骨中线距前正中线9cm。

桡动脉：脉率 102 次/分，脉律完全不规则，强弱不一，有脉搏短绌，动脉壁弹性正常。

周围血管：无奇脉或水冲脉。无周围血管征。

腹部

视诊：腹壁平坦，两侧对称，未见腹壁静脉曲张及胃肠蠕动波。有陈旧妊娠纹。

触诊：腹壁柔软，无压痛及反跳痛，无波动感及振水音。肝下缘在右锁骨中线上肋缘下 3cm、剑突下 6cm 处可触及，质中等，表面平滑，边缘钝，有轻度压痛。脾未触及，胆囊区无压痛。肾脏未触及，未触及其他腹内包块。

叩诊：肝上界在右锁骨中线上第 5 肋间，上下径为 13cm，有轻度叩击痛，脾区及双肾区均无叩击痛。腹中部叩诊为鼓音，无移动性浊音。

听诊：肠鸣音正常，未闻及血管杂音。

肛门及直肠：无外痔、肛裂、脱肛及肛瘘，直肠指诊未见异常。

外生殖器：未检。

脊柱：生理弯曲存在，无畸形，各椎体无压痛及叩击痛，活动不受限制。

四肢关节：外形无畸形，无红肿及压痛，关节运动自如，指甲轻度发绀，无杵状指、趾。双下肢膝关节以下均有明显凹陷性水肿。未见静脉曲张，肌肉无萎缩。

神经反射

生理反射：角膜反射、腹壁反射均未见异常。

肱二头肌反射左右均正常。

肱三头肌反射左右均正常。

膝反射左右均减弱。

跟腱反射左右均减弱。

病理反射：巴宾斯基征（Babinski sign）左（－）右（－）。

奥本海姆征（Oppenheim sign）左（－）右（－）。

戈登征（Gordon sign）左（－）右（－）。

霍夫曼征（Hoffmann sign）左（－）右（－）。

查多克征（Chaddock sign）左（－）右（－）。

脑膜刺激征：克尼格征（Kernig sign）左（－）右（－）。

布鲁津斯基征（Brudzinski sign）左（－）右（－）。

实验室及器械检查

2022 年 10 月 12 日至 18 日至××县医院就诊。

血常规：血红蛋白 100g/L，红细胞 $3.6×10^{12}$/L，白细胞 $11×10^9$/L，杆状核粒细胞 5%，分叶核粒细胞 75%，淋巴细胞 17%，嗜酸性粒细胞 3%。

尿常规：蛋白（+）。

尿沉渣：透明管型 0～1 个/LP，上皮细胞少许。

血沉：20mm/h。

胸部 X 线：①左心房增大，肺动脉段增大，右心室增大。②支气管周围炎。

心电图：①心房颤动；②右室肥大。

病 历 摘 要

韦××，女，38 岁，农民。因"劳累后心悸、气促 2 年余，加重并下肢水肿 10 天"于 2022 年 10 月 21 日入院。患者于 2020 年夏天上山打柴时突然发生心悸、气促，休息后好转，此后每于劳累或受凉后即出现上述症状。今年 3 月分娩后症状日渐加重，伴咳嗽和痰中带血，2 个月前因挑水又出现心悸、气喘，曾咳出少量粉红色泡沫样痰。10 天前感冒后发热，咳嗽、气喘、心悸明显加重，两次出现夜间阵发性呼吸困难，近 1 周完全不能平卧，伴双下肢水肿及右上腹胀痛，经当地治疗无效而入院。16 岁时曾有过双膝、肘及腕关节疼痛。无肝炎及结核病等传染病史，无外伤、手术史及药物过敏史。T 37.8℃，P 102 次/分，R 30 次/分，BP 120/76mmHg。半卧位，呼吸短促，呈二尖瓣面容，双眼睑轻度水肿，口唇及指甲轻度发绀，轻度鼻翼扇动，双侧扁桃体Ⅱ度肿大，稍红，颈静脉怒张，肝颈静脉回流征阳性。左下肺可闻及多量细湿啰音及少量干啰音，右下肺可闻及少量细湿啰音。心前区搏动较弥散，心尖冲动在左侧第 5 肋间锁骨中线外 2cm，心尖部可触及舒张期震颤。心界向左扩大。心率 121 次/分，心律绝对不规则，心尖部第一心音亢进并可闻及隆隆样舒张中晚期杂音和二尖瓣开放拍击音，P2 亢进。有脉搏短绌。肝在右肋缘下 3cm，剑突下 6cm 可触及，质中等，轻压痛，脾未触及。双下肢明显凹陷性水肿。血常规：白细胞 $11×10^9$/L，杆状核粒细胞 5%，分叶核粒细胞 75%。尿常规：尿蛋白（+），透明管型 0～1 个/LP。胸部正位片：①左心房、肺动脉段及右心室均增大；②支气管周围炎。心电图：心房颤动，右室肥大。

初步诊断：

1. 风湿性心瓣膜病

    二尖瓣狭窄

    心房颤动

    心功能Ⅳ级

2. 支气管肺炎？

3. 慢性扁桃体炎（双）

实习医生：李××
2022-10-21 16：20

五、健康档案（SOAP）病历

患者姓名：张××		性别：男	年龄：72 岁
职业：退休职工		婚姻：已婚	服务时间：2022-7-10

（一）主观资料（S）

发现血压升高 5 年余，头晕、头痛 1 年。

患者于 5 年前体检时发现血压升高，最高血压值为 220/102mmHg，当时无头晕、头痛，无视物旋转、耳鸣，无呕吐、视物模糊、肢体偏瘫等症状，自行间断服用"复方和血平片"治疗（具体剂量不详），血压控制不详，患者无特殊不适并未做特殊诊治。1 年前患者开始出现头晕、头痛，双颞部为甚，呈阵发性隐胀痛，持续数分钟，休息后可自行缓解，多于情绪激动或运动后出现，无呕吐、视物模糊、视物旋转，无发热，无肢体乏力、言语不清等症状，曾至某医院住院治疗，诊断"高血压 3 级 很高危组"，治疗好转后出院，出院后一直坚持规律服用"苯磺酸氨氯地平片 5mg qd、厄贝沙坦片 0.15g qd、阿托伐他汀钙片 20mg qn、阿司匹林肠溶片 100mg qd"治疗，定期到医院门诊取药及复查，监测血压波动在 140/90mmHg 左右，患者一般情况好，生活可自理。半年前患者停药，自行购买保健品降压治疗。1 周前患者失眠后再次出现头晕、头痛，自行监测血压较前增高（收缩压 170mmHg），为进一步治疗来社区卫生服务中心就诊。发病以来患者精神、睡眠欠佳，食欲一般，大小便正常。

既往史：否认冠心病、糖尿病等病史。否认药物过敏史。喜咸食，较少运动，无烟酒嗜好。经济条件可，有市医保，60 岁从国企单位退休。25 岁结婚，夫妻关系和睦，育有 1 女，配偶、女儿均体健。因自行停用降压药，近 1 周来被女儿批评，关系稍紧张。其兄有"高血压"病史，父母去世，死因不详。

（二）客观资料（O）

T 36.2℃，BP 154/78mmHg，P 72 次/分，R 20 次/分，身高 170cm，体重 80kg，BMI 27.68kg/m^2，腹围 100cm。神清，言语清晰流利，伸舌居中，无口角歪斜。双肺呼吸音清，未闻及干湿性啰音。心尖冲动处位于第 5 肋间左锁骨中线内约 1cm 处，无异常搏动，心界不大，心率 72 次/分，心音有力，律齐，各瓣膜区未闻及杂音。颈动脉、股动脉无血管杂音。腹软，无压痛，肠鸣音正常。双下肢无水肿。四肢肌力、肌张力正常，巴宾斯基征、克尼格征阴性。

辅助检查

血脂：总胆固醇 5.6mmol/L，甘油三酯 1.8mmol/L，低密度脂蛋白 3.4mmol/L，高密度脂蛋白 1.3mmol/L，尿酸 460μmol/L。血常规、尿常规、肝功能、肾功能、血糖、心电图、肝胆脾胰双肾 B 超均正常。

（三）评估（A）

1. 目前诊断

（1）高血压 3 级 很高危组。

（2）高脂血症。

（3）高尿酸血症。

2. 目前存在的健康问题

（1）危险因素：老年男性，超重，喜咸食，缺乏运动，血脂、血尿酸异常，有高血压家族史。有自行停药史，依从性一般。

（2）患者血压控制不稳定，目前有头晕、头痛症状，注意与梅尼埃病鉴别，需要警惕脑卒中的可能。

（3）患者经济收入稳定，家庭关系和睦，近期因停药与女儿关系稍紧张，治疗方案可以得到家庭的支持。

（四）诊疗或管理计划（P）

1. 诊断计划 完善尿微量白蛋白、血同型半胱氨酸、葡萄糖耐量测定、颈部血管 B 超、24 小时动态血压监测、超声心动图、眼底、头颅 CT、前庭功能、平衡功能、听力学等检查。

2. 治疗计划

（1）药物治疗：苯磺酸氨氯地平片 5mg qd、厄贝沙坦片 0.15g qd、阿托伐他汀钙片 20mg qn、阿司匹林肠溶片 100mg qd、苯溴马隆片 50mg qd、碳酸氢钠片 1g tid。注意有无肌肉酸痛、血尿等情况。

（2）非药物治疗

1）合理饮食：低盐、低脂、低嘌呤饮食，每日食盐量限制在 5g 以下，限制饮酒，减少食用油摄入，不吃肥肉和高嘌呤食物（如海鲜、动物内脏），多吃新鲜蔬菜和水果。每天饮水 2000ml 以上。

2）规律有氧运动：血压控制达标、头晕头痛缓解后可每日进行中等强度的有氧运动，如步行、打太极拳等；运动时间建议 30～60 分钟，以身体微微出汗为宜（心率达到 50%～70% 的最大心率）。

3）心理指导：减轻精神压力，保持心情舒畅，积极配合诊疗方案，家庭成员共同帮助。

4）减轻体重，每年减重 2～3kg，尽量达到理想体重 65kg，BMI 小于 $24kg/m^2$，腰围小于 90cm。

（3）纳入高血压规范化管理：建议患者每日晨起规律用药，介绍自我监测血压方法，并记录每日血压变化，目标血压在 140/90mmHg 以下，必要时调整降压方案。

（4）综合管理目标：尿酸控制在 360μmol/L 以下，低密度脂蛋白控制在 2.6mmol/L 以下。每 3～6 个月复查血脂等，如出现肌肉酸痛等症状应及时就诊。

陈××

2022-7-10

（何　丹　刘翠中）

第二章 全科医学基本知识

第一节 基本概念

一、全科医学

（一）全科医学的概念

全科医学是一个面向个人、家庭与社区，整合临床医学、预防医学、康复医学以及医学心理学、人文社会学科相关内容于一体的综合性的临床二级专业学科；其专业领域涉及各种年龄、性别、各器官系统以及各类健康问题或疾病。

（二）全科医学的特点

1. 一门综合性的临床医学学科。
2. 具有地域和民族特点的现代服务模式。
3. 强调整体性的临床思维方法。
4. 高度重视服务艺术。

（三）全科医学的研究内容

1. 社区常见健康问题的诊疗、管理、康复和预防。

2. 完整的个体及其健康问题 即以人为本，以健康为中心，来了解患者作为一个完整个体的特征和需求。

3. 家庭的健康问题 即以家庭为单位，了解家庭与个人之间的关系和家庭对健康的影响。

（四）全科医学基本原则和特点

1. 以人为中心的照顾。
2. 以家庭为单位的照顾。
3. 以社区为基础的照顾。
4. 以预防为导向的照顾。
5. 连续性照顾。
6. 综合性照顾。
7. 可及性照顾。
8. 协调性照顾。
9. 以团队合作为基础。

二、全科医师

（一）全科医师的定义

全科医师是全科医疗服务的提供者，是对个人、家庭、社区提供优质、方便、经济有效的、一体化的基础性医疗保健服务，进行生命、健康与疾病的全过程、全方位负责式管理的医师。

（二）全科医师应具备的基本能力

1. 处理常见健康问题和疾病问题的能力。
2. 评价个人心理、行为问题的能力。
3. 家庭评估、家庭访视的能力。
4. 社区服务的能力。
5. 处理医疗问题的能力。
6. 自我完善与发展的能力。

三、全科医疗

（一）全科医疗的定义

全科医疗是将全科/家庭医学理论应用于患者、家庭和社区照顾的一种基层医疗专业服务，是社区卫生服务中的主要服务形式。

（二）全科医疗的特点

全科医疗强调连续性、综合性、个体化的照顾；强调早发现并处理患者；强调预防疾病和维持促进健康；强调在社区场所为患者提供服务，并在必要时协调利用社区内外的其他资源。全科医疗最大的特点是强调对当事人的"长期负责式照顾"。

（蒋红双 刘翠中）

第二节 RICE 问诊、莫塔安全诊断策略

一、RICE 问诊模式

RICE 问诊模式是全科医学独特且富有人情味的问诊方法，是每一位全科医师根深蒂固的临床思维。通过 RICE 问诊，医师可以更深入地了解疾病对患者生活的影响，以及每一个患者对同一个症状或疾病的不同想法和观念，因而也会有不同的处理方式。RICE 问诊模式主要以患者为中心，倾听其内心的声音，详细问询患者的生活背景、想法、顾虑和期望，更好地了解其就诊的需求，从而既治病又治人。

1. R（reasons） 患者就诊的原因。

2. I（ideas） 患者对自己健康问题的想法。

3. C（concerns） 患者的担心。

4. E（expectations） 患者的期望。

二、莫塔安全诊断策略

莫塔安全诊断策略是澳大利亚著名全科专家约翰·莫塔（John Murtagh）教授结合大量临

床经验和理论研究结果，提出的临床安全诊断策略。莫塔安全诊断策略的基本诊断思维包括 5 个问题，建议全科医师在接诊患者时自问自答，问题如下：

1. 导致这种症状或体征的常见疾病有哪些？
2. 有什么重要的不能被忽视的疾病吗？
3. 有什么容易被遗漏的疾病吗？
4. 患者存在多个症状是否有不容易被识别的疾病？
5. 患者是不是有什么话没有说？

（蒋红双　刘翠中）

第三章 全科医学常见疾病

第一节 高 血 压

一、概述

（一）分类

高血压分为原发性高血压和继发性高血压。原发性高血压又称高血压病，是心脑血管疾病的重要危险因素。

（二）流行病学特点

高血压的患病率、发病率及血压水平随年龄增长而升高，我国人群高血压流行病学特点为"三低"，即低知晓率、低治疗率和低控制率。

（三）常见的危险因素

常见的危险因素有遗传因素、饮食习惯、精神应激、吸烟、肥胖、药物因素以及睡眠呼吸暂停低通气综合征等。

二、临床表现

（一）症状

缺乏特异临床表现，病程长，多数在体检或出现心、脑、肾等并发症时发现血压高。常见症状有头晕、头痛、颈项强直、疲劳、心悸等，高血压患者后期可出现器官受累表现，如胸闷、气短、心绞痛、多尿等。

（二）体征

早期无并发症的高血压患者体征较少。部分患者可出现颈背部两侧肋脊角、上腹部脐两侧、腰部肋脊处的血管杂音，心脏听诊可有主动脉瓣区第二心音亢进、收缩期杂音或收缩早期喀喇音等。

三、诊断

高血压诊断标准：采用经核准的汞柱式或电子血压计，测量安静休息坐位时上臂肱动脉部位血压，一般需要非同日测量三次血压值，收缩压均≥140mmHg 和（或）舒张压均≥90mmHg。

具体血压水平分类和定义如表 3-1 所示。

表 3-1 血压水平分类和定义

分类	收缩压（mmHg）		舒张压（mmHg）
正常血压	<120	和	<80
正常高值	120～139	和（或）	80～89
高血压	≥140	和（或）	≥90
1级高血压（轻度）	140～159	和（或）	90～99
2级高血压（中度）	160～179	和（或）	100～109
3级高血压（重度）	≥180	和（或）	≥110
单纯收缩期高血压	≥140	和	<90

四、评估

寻找其他心脑血管危险因素、靶器官损害以及相关临床情况，对患者进行危险评估和预后评估。

1. 病史 高血压家族史；合并糖尿病、冠心病、肾脏疾病及脑血管病等慢性病；生活方式如饮食习惯、烟酒嗜好、运动锻炼等。

2. 查体 周围血管搏动、血管杂音、心脏杂音等。

3. 辅助检查 常规生化检查和靶器官损害评估。常规生化检查有血常规、尿常规、血钾、尿酸、肌酐、空腹血糖、血脂等。靶器官损害评估包括经胸超声心动图、眼底检查、尿微量白蛋白检查等。其他还有动态血压监测，以及内分泌功能检查、睡眠呼吸监测等筛查继发性高血压疾病。

五、鉴别诊断

主要与继发性高血压鉴别，常见的有原发性醛固酮增多症、嗜铬细胞瘤、肾血管性高血压、肾素分泌瘤等。临床如遇到以下情况时，注意筛查继发性高血压。

1. 中、重度血压升高的年轻患者。

2. 症状、体征或实验室检查有怀疑线索。例如，肢体脉搏搏动不对称性减弱或缺失，腹部听到粗糙的血管杂音等。

3. 药物联合治疗效果差，或者治疗过程中血压曾经控制良好但近期内又明显升高。

4. 恶性高血压患者。

六、治疗

（一）非药物治疗

主要为治疗性生活方式干预，包括减少钠盐摄入和增加钾盐摄入、戒烟限酒、控制体重、适度运动及减轻精神压力，保持心理平衡和良好睡眠等。

（二）药物治疗

1. 降压药物治疗对象

（1）2级高血压或以上患者。

（2）高血压合并糖尿病，或已经有心、脑、肾靶器官损害或并发症患者。

（3）凡血压持续升高，改善生活方式后血压仍未获得有效控制者。

2. 血压控制目标 目前一般主张血压控制<140/90mmHg。糖尿病、慢性肾脏病、心力衰竭或病情稳定的冠心病合并高血压，血压控制<130/80mmHg，老年收缩期高血压，收缩压控制<150mmHg，如能耐受，可控制<140mmHg。

3. 临床上五大常用降压药物种类 利尿剂，β受体拮抗剂，钙通道阻滞剂，血管紧张素转化酶抑制剂（ACEI），血管紧张素Ⅱ受体阻滞剂（ARB）。

七、健康教育

（一）健康生活方式

1. 多吃新鲜蔬菜、水果和豆类等富钾食物，少吃咸菜、其他腌制食品，每日食盐量不超过 5g。

2. 少吃肥肉、动物内脏、油饼、油条等高脂肪食物，炒菜少放油。

3. 戒烟酒，避免接触二手烟。

4. 保持健康体重，体重指数应控制在 $18.5 \sim 23.9 kg/m^2$。

5. 适量运动。病情稳定者可在医师指导下，根据自己的身体情况，选择散步、慢跑、快步走等轻度到中等强度（微微出汗）的活动。建议尽量保持每周 5～7 次，每次持续 30～60 分钟。注意运动安全。

6. 保持心情舒畅和睡眠充足，情绪稳定，减轻精神压力。

（二）疾病管理

1. 教育患者遵医嘱坚持长期药物治疗，不要自行停药或调整药物。

2. 定期复查体重、腰围、血压、心率、血糖、血脂等，监测药物不良反应。

八、转诊指征

1. 合并严重的临床情况或靶器官损害时需要进一步评估治疗。

2. 怀疑继发性高血压患者。

3. 妊娠和哺乳期妇女。

4. 高血压急症及亚急症。

5. 经规范治疗，血压控制不良患者。

九、要点

1. 首诊发现血压高应注意筛查继发性高血压。

2. 降压药物应用原则包括小剂量、优选长效制剂、联合用药及个体化用药。

（陈科任 宁宗）

第二节 冠 心 病

一、概述

1. 冠状动脉发生粥样硬化引起管腔狭窄或闭塞，导致心肌缺血缺氧或坏死而引起的心脏病，简称冠心病（coronary heart disease，CHD）。

2. 本病多发于 40 岁以上成人，男性发病早于女性，近年来发病呈年轻化趋势。

3. 冠心病主要危险因素包括年龄、性别，血脂异常，高血压，吸烟，糖尿病和糖耐量异常，高尿酸血症、高同型半胱氨酸血症、肥胖，家族史，精神压力、久坐及饮食习惯等。

4. 冠心病分为慢性心肌缺血综合征和急性冠状动脉综合征两大类，前者包括稳定型心绞痛、缺血性心肌病和隐匿性冠心病，后者包括不稳定型心绞痛（unstable angina pectoris，UAP）、非 ST 段抬高心肌梗死（non-ST segment elevation myocardial infarction，NSTEMI）和 ST 段抬高心肌梗死（ST segment elevation myocardial infarction，STEMI）。

二、临床表现

1. 稳定型心绞痛 常由体力劳动、情绪激动、饱食、寒冷等所诱发，部位主要在胸骨后，可放射至他处，疼痛性质常为压迫、发闷或紧缩感，持续不超过半小时，停止诱发因素或舌下含服硝酸甘油可缓解。一般无特异体征。

2. 急性冠脉综合征 诱因多不明显，心绞痛发生频率、严重程度和持续时间增加，休息或舌下含服硝酸甘油不缓解，严重者出现濒死感，而老年和糖尿病患者症状常不典型。体征可发现第三心音或第四心音，以及心尖部收缩期杂音等。

三、评估

1. 针对具有典型危险因素的患者进行冠心病总体风险评估

（1）病史采集：生活方式、工作背景、家族史等。

（2）体格检查：血压、肺部听诊、循环系统体征。

（3）生化指标：血红蛋白、尿蛋白、血糖、血脂、甲状腺功能、血尿酸及肌酐等。

（4）常规心电图检查。

2. 对于临床可疑冠心病或既往无症状的冠心病患者可通过下列无创检查协助诊断

（1）心电图负荷试验：最常用平板运动试验，运动中出现典型心绞痛、以 ST 段水平型或下斜型压低≥0.1mV 为主的心电图改变持续 2 分钟为运动试验阳性标准。

（2）超声心动图：有陈旧性心肌梗死者或严重心肌缺血者，超声心动图可探测到坏死区或缺血区心室壁的运动异常。运动或药物负荷超声心动图检查可以评价负荷状态下的心肌灌注情况。

（3）冠脉计算机体层血管成像：用于判断冠脉管腔狭窄程度和管壁钙化情况，具有较高阴性预测价值，若未见狭窄病变，一般可不进行有创检查。

（4）放射性核素检查：包括核素心肌显像及负荷试验、放射性核素心腔造影及正电子发射断层心肌显像。适用于心电图轻度心肌缺血改变的无症状患者。

四、鉴别诊断

1. 其他心血管疾病引起的心绞痛　严重的主动脉瓣狭窄或关闭不全、风湿性冠脉炎、梅毒性主动脉炎引起冠脉口狭窄或闭塞、肥厚型心肌病、特纳综合征等。

2. 肋间神经痛　多为持续性刺痛或灼痛，咳嗽、用力呼吸和身体转动可使疼痛加剧，疼痛沿神经走行。

3. 不典型疼痛　还需要与反流性食管炎等食管疾病、膈疝、肠道疾病等消化系统疾病相鉴别。

4. 心脏神经症　常伴有心悸、疲乏、头晕、失眠及其他神经症状，无器质性病变依据。

五、治疗

稳定性冠心病（stable coronary artery disease，SCAD）包括慢性稳定性劳力型心绞痛、缺血性心肌病和急性冠状动脉综合征之后稳定的病程阶段。稳定性冠心病的治疗原则是改善冠脉血供和降低心肌耗氧以改善患者症状，提高生活质量，同时治疗冠脉粥样硬化，预防心肌梗死和死亡，延长生存期。

1. 危险因素管理　改善生活方式（清淡饮食、戒烟酒、控制体重、体育锻炼等），减轻精神负担，管理血脂、血压及血糖。

2. 药物治疗

（1）缓解症状、改善缺血的药物：硝酸酯类、钙通道阻滞剂、曲美他嗪、尼可地尔及伊伐布雷定等。

（2）改善预后的药物：抗血小板聚集药物、调脂药物、β受体阻滞剂、ACEI 或 ARB 等。

3. 血运重建　转诊至专科行经皮冠脉介入术（percutaneous coronary intervention，PCI）治疗或冠状动脉旁路移植术（coronary artery bypass grafting，CABG）治疗。

六、健康教育

1. 健康生活方式

（1）不吸烟（吸烟者戒烟），避免接触二手烟，不饮酒或少饮酒。

（2）超重或肥胖的患者减轻体重，BMI 应控制在 $18.5\sim23.9kg/m^2$。

（3）少吃肥肉、动物内脏等高脂肪食物，炒菜少放油，多吃新鲜蔬菜。

（4）低盐饮食，患者每日食盐量不超过 5g。

（5）康复期患者应坚持慢跑、散步等活动。建议尽量保持每周 3～5 次，每次持续 20～30 分钟，推荐中等强度，具体活动安排应根据个人身体情况而定。

（6）急性期患者好转出院后，可从每天活动 10 分钟开始，逐渐增加运动时间。

（7）保持心情舒畅、情绪稳定；避免过度劳累，保证充足睡眠。

2. 患者教育

（1）长期药物治疗：遵医嘱坚持长期药物治疗，即使在置入支架后仍需要长期服药，不要随意自行停药，如需要调整药物，应先咨询医师。

（2）急救药物随身携带：随身携带硝酸甘油、硝酸异山梨酯、速效救心丸等急救药物。

（3）急症处理：教育患者出现胸痛频率、持续时间及程度加重时，及时至就近医院诊治。

七、转诊指征

1. 首次发生心绞痛。
2. 首次发现的陈旧性心肌梗死。
3. 发作较前频繁、持续时间延长、活动耐量下降的稳定型心绞痛患者。
4. 需要调整药物治疗方案或需要进一步检查的稳定型心绞痛患者。
5. 无典型胸痛发作，但心电图有 ST-T 动态改变。
6. 确诊、高度怀疑或不能排除急性冠脉综合征的患者。
7. 考虑血运重建的患者。
8. 新近发生的心力衰竭或正在恶化的慢性心力衰竭患者。

八、要点

1. 具有危险因素的人群及早进行冠心病筛查。
2. 冠心病患者严格遵循二级预防措施，定期复查。
3. 注意识别老年和糖尿病患者不典型心绞痛症状。

（陈科任　宁　宗）

第三节　心力衰竭

一、概述

（一）定义

心力衰竭是多种原因导致心脏结构和（或）功能的异常改变，使心室收缩和（或）舒张功能发生障碍，以肺循环和（或）体循环淤血，器官、组织血液灌注不足为临床表现的一组综合征。

（二）分类

根据左心室射血分数，可将心力衰竭分为射血分数降低的心力衰竭（HFrEF）、射血分数保留的心力衰竭（HFpEF）和射血分数中间值的心力衰竭（HFmrEF）。

（三）常见诱因

常见诱因有呼吸道感染、心律失常、血容量增加、过度体力消耗或情绪激动、原有心脏病变加重或并发其他疾病如心肌梗死等。

二、临床表现

（一）左心衰竭

1. 症状

（1）不同程度的呼吸困难：①劳力性呼吸困难，最早出现的症状；②端坐呼吸；③夜间阵发性呼吸困难；④急性肺水肿，最严重，也称"心源性哮喘"。

（2）咳嗽、咳痰、咯血：急性左心衰竭可出现咳粉红色泡沫痰。

（3）乏力、疲倦、头晕、心慌等器官、组织灌注不足及代偿性心率加快所致的症状。

（4）少尿及肾功能损害症状。

2. 体征　肺部体征包括肺部湿啰音；心脏体征包括心脏扩大及相对性二尖瓣关闭不全的反流性杂音等。

（二）右心衰竭

1. 症状

（1）消化道症状：腹胀、食欲缺乏、恶心、呕吐为最常见的症状。

（2）劳力性呼吸困难。

2. 体征

（1）水肿：下肢水肿、胸腔积液等。

（2）颈静脉征：颈静脉搏动增强、充盈、怒张，肝颈静脉回流征阳性具有特异性。

（3）肝大：可有肝区压痛。

（4）心脏体征：右心室显著扩大而出现三尖瓣关闭不全的反流性杂音。

三、评估

（一）心功能分级

Ⅰ级：活动不受限，日常体力活动不引起明显的气促、疲乏或心悸。

Ⅱ级：活动轻度受限。休息时无症状，日常活动可引起明显的气促、疲乏或心悸。

Ⅲ级：活动明显受限。休息时可无症状，轻于日常活动即引起显著的气促、疲乏、心悸。

Ⅳ级：休息时也有症状，任何体力活动均会引起不适。如果不需要静脉给药，可在室内或床边活动者为Ⅳa级；不能下床并需要静脉给药支持者为Ⅳb级。

（二）辅助检查

1. 常规检查　氨基末端脑钠肽前体（NT-proBNP）、肌钙蛋白、肾功能、电解质、血脂、血糖等生化及心电图检查。

2. 影像学检查　经胸超声心动图可评估心脏结构和舒缩功能；胸片评估肺部情况。

四、鉴别诊断

1. 支气管哮喘　多见于有过敏史的患者，发作时双肺可闻及典型哮鸣音，咳出白色黏痰后呼吸困难常可缓解，检测 NT-proBNP 水平可协助鉴别。

2. 肝硬化腹水伴下肢水肿 易与慢性右心衰竭混淆，鉴别要点为非心源性肝硬化不会出现颈静脉怒张等上腔静脉回流受阻的体征。

五、治疗

（一）一般治疗

1. 限钠 限钠摄入（<3g/d）有助于控制美国纽约心脏病学会心功能分级方法中心功能Ⅲ～Ⅳ级心力衰竭患者的淤血症状和体征。心力衰竭急性发作伴有容量负荷过重的患者，要限制钠摄入<2g/d。

2. 限制液体 轻中度症状患者常规限制液体并无益处，对于严重低钠血症（血钠<130mmol/L）患者水摄入量应<2L/d。

3. 改善生活方式 如戒烟酒、合理膳食等。

4. 运动 失代偿期需要卧床休息，多做被动运动以预防深部静脉血栓形成。临床情况改善后在不引起症状的情况下，应鼓励进行运动训练或规律的体力活动。

（二）药物治疗

1. 利尿剂 慢性心力衰竭急性发作和明显体液潴留时应用。使用过程注意监测电解质和肾功能。

2. 血管紧张素转化酶抑制剂（ACEI） 尽早使用，小剂量开始，逐渐递增至达到最大耐受剂量或目标剂量。

3. 血管紧张素Ⅱ受体阻滞剂（ARB） ACEI 引起干咳、血管性水肿时，不能耐受者可改用 ARB。

4. 血管紧张素受体脑啡肽酶抑制剂（ARNI） 对于 NYHA 心功能Ⅱ～Ⅲ级、有症状的 HFrEF 患者，若能够耐受 ACEI/ARB，推荐以 ARNI 替代 ACEI/ARB，以进一步降低心力衰竭的发病率及死亡率。

5. β 受体阻滞剂 病情相对稳定的 HFrEF 患者均应使用 β 受体阻滞剂，除非有禁忌证或不能耐受。

6. 醛固酮受体拮抗剂 能阻断醛固酮效应，抑制心血管重塑，改善心力衰竭的远期预后。常配合袢利尿剂和噻嗪类利尿剂使用。

7. 伊伐布雷定 可用于 NYHA 心功能Ⅱ～Ⅳ级、左室射血分数（left ventricular ejection fraction，LVEF）≤35%，心率未达标的窦性心律患者。

8. 洋地黄类药物 常应用于经利尿剂、ACEI/ARB/ARNI、β 受体阻滞剂和醛固酮受体拮抗剂等治疗后仍持续有心力衰竭症状的 HFrEF 患者。使用期间注意监测地高辛血药浓度。

（三）其他

心脏再同步化治疗、植入型心律转复除颤器（implantable cardioverter defibrillator，ICD）、左室辅助装置（left ventricular assistant device，LVAD）等。

六、健康教育

1. 患者教育　心力衰竭患者及家属应得到准确的有关疾病知识和管理的指导，内容包括健康的生活方式、平稳的情绪、适当的诱因规避、规范的药物服用、合理的随访计划等。

2. 体重管理　患者日常体重监测能简便直观地反映体液潴留情况及利尿剂疗效，帮助指导调整治疗方案。

3. 饮食管理　减少钠盐摄入有利于减轻水钠潴留，但在应用强效排钠利尿剂时过分严格限盐可导致低钠血症，建议在营养医师的指导下制订营养方案。

4. 运动康复　鼓励病情稳定的心力衰竭患者主动运动，根据病情轻重不同，在不诱发症状的前提下从床边小坐开始逐步增加有氧运动。

5. 心理疏导　慢性心力衰竭患者容易合并抑郁、焦虑等精神疾病，随访中应重视对患者的心理疏导，鼓励患者保持乐观心态，积极回归社会。

七、转诊指征

1. 心力衰竭症状、体征加重，如呼吸困难、水肿加重、生命体征不稳定。
2. 脑钠肽（BNP）等心力衰竭生物标志物水平明显增高。
3. 原有心脏疾病加重。
4. 出现新的疾病，如肺部感染、电解质紊乱、心律失常、肾功能恶化、血栓栓塞等。
5. 需要进一步调整治疗方案或需要进一步有创检查及治疗。

八、要点

1. 冠心病、高血压是慢性心力衰竭的最主要病因。
2. 心力衰竭的治疗目标是防止和延缓心力衰竭的发生和发展，缓解临床症状，提高生活质量，改善长期预后，降低住院率与病死率。

（郭燕娟　周毅江）

第四节　支气管哮喘

一、概述

支气管哮喘是一种以气道慢性炎症反应为主要特征的慢性气道疾病，这种慢性炎症可导致气道高反应性，通常出现广泛多变的可逆性气流受限，并引起反复发作的喘息、胸闷、咳嗽等症状。发病的危险因素包括宿主因素及环境因素两个方面。

二、临床表现

1. 症状　典型症状为发作伴有哮鸣音的呼气性呼吸困难，可伴有气促、胸闷、咳嗽等。夜间及凌晨发作是哮喘的重要特点。

2. 体征 发作时典型的体征为双肺可闻及广泛的哮鸣音，呼气音延长。

三、评估

评估的目的是确定诊断、明确诱因、了解疾病严重程度和控制水平，指导治疗。

1. 病史采集

（1）哮喘的发作情况、发作频率、夜间发作情况、对支气管扩张剂的治疗反应、入院或急诊治疗频率等。

（2）既往史：有无特异性皮炎、过敏性鼻炎、胃食管反流病。

（3）用药史：有无使用阿司匹林等非甾体抗炎药（nonsteroidal anti-inflammatory drug，NSAID）、β受体阻滞剂、ACEI。

（4）个人史：有无吸烟、职业暴露或家庭环境暴露。

（5）家族史：有无哮喘遗传病史。

2. 体格检查 呼吸频率，肺部查体（肺气肿体征、肺部啰音等），心脏查体，下肢水肿等。

3. 辅助检查 肺功能检查包括支气管舒张试验或激发试验，表现不典型时需要行其他肺功能检查以明确诊断，如峰流速（peak expiratory flow，PEF）监测用于病情严重程度分级，也可用于患者家庭监测。无肺功能检查设备的基层医疗机构可以采用哮喘控制测试（asthma control test，ACT）问卷评估哮喘患者的控制水平。

四、诊断与鉴别诊断

（一）支气管哮喘的诊断依据

1. 典型支气管哮喘的临床症状和体征

（1）反复发作的喘息、气急，伴或不伴胸闷或咳嗽，夜间及晨间多发，常与接触变应原、冷空气、物理、化学性刺激及上呼吸道感染、运动等有关。

（2）发作时双肺可闻及散在或弥漫性哮鸣音，呼气相延长。

（3）上述症状和体征可经治疗缓解或自行缓解。

2. 气流受限的客观检查

（1）支气管舒张试验阳性。

（2）支气管激发试验阳性。

（3）最大呼气流量（MEF）平均每日昼夜变异率＞10%或MEF周变异率＞20%。

符合上述症状和体征，同时具备气流受限客观检查中的任一条，并除外其他疾病引起的喘息、气急、胸闷和咳嗽，可以诊断为支气管哮喘。

（二）鉴别诊断

支气管哮喘应注意与左心功能不全、慢性阻塞性肺疾病、上气道阻塞性病变等常见疾病相鉴别。此外，还应与支气管扩张、肺嗜酸性肉芽肿性多血管炎、变应性支气管肺曲菌病等疾病相鉴别。

五、治疗

支气管哮喘治疗的目标是控制症状、预防未来发作的风险。

1. 初始治疗　一旦诊断明确，应尽早开始哮喘的控制治疗。大多数哮喘患者推荐吸入低剂量糖皮质激素（inhaled corticosteroids，ICS）作为初始治疗方案。

2. 急性发作期哮喘的治疗　治疗原则为去除诱因，可使用支气管扩张剂、合理氧疗、适时足量全身使用糖皮质激素等。

3. 稳定期治疗　定期根据长期治疗分级方案做出调整，进行健康教育，有效环境控制，避免诱发因素。

六、健康教育

1. 避免诱发因素，需要我们做到不能养猫狗等宠物，保持室内清洁，严重空气污染时，避免外出运动等。

2. 吸入装置的正确使用方法。

3. 制订个体化的哮喘管理计划，包括自我监测、管理、用药依从性。

七、转诊指征

1. 紧急转诊　当哮喘患者出现中度及以上程度急性发作，经过紧急处理后症状无明显缓解时应考虑紧急转诊。

2. 普通转诊　因确诊或随访需求需要做肺功能检查（包括支气管舒张试验、支气管激发试验等）；为明确过敏原，需要做过敏原皮肤试验或血清学检查；经过规范化治疗哮喘仍然不能得到有效控制。

八、要点

1. 支气管哮喘治疗的目标是控制症状、预防未来发作的风险。

2. 支气管哮喘患者的教育及患者自我管理是控制发作的重要措施。

（蒋红双　谭莉莉）

第五节　慢性阻塞性肺疾病

一、概述

慢性阻塞性肺疾病（chronic obstructive pulmonary disease，COPD）简称慢阻肺，是一种以持续气流受限为特征的常见呼吸系统疾病，气流受限与气道和肺对有毒颗粒或气体的慢性炎症反应增强有关。COPD常见的危险因素有遗传因素、吸烟、空气污染、职业性粉尘和化学物质、感染等。

二、临床表现

1. 症状 起病缓慢，病程较长，典型症状如慢性咳嗽、咳痰、气促或呼吸困难；其他还包括喘息、胸闷，体重下降、食欲减退、精神抑郁和（或）焦虑等；重者出现右心衰竭。

2. 体征 早期体征可不明显，后可逐渐出现以下体征：桶状胸，双侧语颤减弱，肺部过清音，两肺呼吸音减弱，呼气期延长，可闻及湿啰音和（或）干啰音，心音遥远，合并肺动脉高压时 P2＞A2。可见肺外体征：发绀，球结膜水肿，下肢水肿和肝脏增大。

三、评估

1. 病史采集 有无咳嗽、咳痰、呼吸困难等典型临床表现；吸烟史、药物及有害物质接触史、职业生活环境；有无家族史。

2. 体格检查 有无呼吸浅快、口唇发绀、桶状胸、叩诊过清音、呼气相延长、肺部哮鸣音、心界不易叩出、P2 亢进、下肢水肿等。

3. 辅助检查

（1）肺功能检查：是诊断 COPD 的金标准，也是 COPD 疾病严重程度分级的标准。

（2）支气管舒张试验：可用来与哮喘进行鉴别。

（3）其他：胸片和心电图检查等。

四、诊断与鉴别诊断

（一）诊断依据

根据危险因素接触史、临床表现、体征及实验室检查等资料，综合分析确定。典型慢性阻塞性肺疾病的诊断依据包括危险因素暴露史，慢性咳嗽或咳痰、呼吸困难，肺功能检查吸入支气管扩张剂后 $FEV_1/FVC<0.7$ 提示气流不可逆受限，且除外其他疾病。

（二）鉴别诊断

COPD 应与支气管哮喘、支气管扩张症、充血性心力衰竭、肺结核和弥漫性泛细支气管炎等相鉴别。

五、治疗

（一）药物治疗

药物治疗的目的在于减轻患者的症状、减少急性加重的频率和严重程度、改善患者的健康状态和运动耐量。COPD 常用药物包括支气管扩张剂、糖皮质激素、磷酸二酯酶抑制剂及其他药物（祛痰药、抗氧化剂等）。

（二）非药物治疗

1. 减少危险因素暴露 戒烟、避免接触粉尘、有害气体等。

2. 疫苗 流感疫苗、肺炎疫苗接种。

3. 康复锻炼 学会腹式呼吸及缩唇呼吸等康复锻炼方式。

4. 氧疗 长期氧疗，每天吸氧至少 15 小时。

六、健康教育

1. 教育与督促患者戒烟。
2. 教育患者 COPD 是可防可治的慢性呼吸道疾病，消除患者顾虑。
3. 正确使用吸入装置的指导和培训。
4. 鼓励患者进行肺功能康复锻炼，积极参加健康教育相关活动。
5. 指导患者稳定期自我管理。

七、转诊指征

1. 症状显著加剧，如突然出现的静息状况下呼吸困难。
2. 出现新的体征或原有体征（如发绀、神志改变、外周水肿）加重。
3. 出现严重的并发症如肺源性心脏病、呼吸衰竭等。

八、要点

1. 戒烟宣教。
2. 肺功能检查是诊断 COPD 的金标准。
3. 规范使用吸入装置进行长期治疗。
4. 稳定期的规范自我管理。

（蒋红双 谭莉莉）

第六节 社区获得性肺炎

一、概述

社区获得性肺炎（community acquired pneumonia，CAP）指在医院外罹患的感染性肺实质（含肺泡壁，即广义上的肺间质）炎症，包括具有明确潜伏期的病原体感染在入院后于潜伏期内发病的肺炎。

我国成人 CAP 的重要病原体是肺炎链球菌、肺炎支原体、病毒。病原体通过口咽分泌物误吸到气管内、气溶胶吸入、肺外感染部位的血源传播等途径引起 CAP。

二、临床表现

（一）典型症状

典型症状有咳嗽、咳痰、发热，可伴有胸痛、呼吸困难。

（二）体征

体征有呼吸频率增快，肺部湿啰音或肺实变。

三、评估

评估的目的是明确诊断、判断病情严重程度及决定治疗策略。

1. 病史采集 咳嗽、发热等症状；既往基础疾病、药物使用情况；旅行史、动物接触史等。

2. 体格检查 生命体征，肺部体征。

3. 辅助检查 血常规、肝肾功能、电解质、血糖、胸部 X 线片/肺部 CT 及动脉血气分析等。必要时做病原学检查。当结合症状体征高度怀疑社区获得性肺炎而胸部 X 线片正常时，可在 24～48 小时复查胸部 X 线片或胸部 CT。

四、诊断与鉴别诊断

（一）诊断依据

1. 发热、咳嗽、咳脓痰。
2. 血常规，白细胞增多或减少。
3. 胸片发现新出现的侵袭性病变，怀疑 CAP 患者都应行胸部 X 线片/肺部 CT 检查以明确诊断。

（二）鉴别诊断

肺炎应与肺结核、肺癌、支气管扩张、支气管炎等相互鉴别。

五、治疗

（一）抗感染治疗

基层医疗机构 CAP 治疗需要根据病情严重程度、治疗场所、年龄、基础疾病、近期抗感染药物使用情况、病原流行病学分布和抗菌药物耐药率等决定初始抗感染药物的使用。剂量需要根据患者年龄、脏器功能情况调整。

（二）其他治疗

氧疗、雾化、化痰、补液、营养支持及物理治疗等辅助治疗对 CAP 患者也是必要的。

六、健康教育

（一）改善生活习惯

建议要戒烟、避免酗酒、保证充足营养、保持口腔健康、适度锻炼。

（二）疫苗接种

预防接种肺炎链球菌疫苗、流感疫苗。

七、转诊指征

如果患者病情超出了所在医疗机构的诊治能力，医务人员应与患者及家属及时沟通，在考虑和权衡转运风险后转上级医院机构继续诊治。以下情况考虑转诊。

1. 符合重症 CAP 的诊断标准。
2. 病情危重的不明原因肺炎。
3. 初始治疗失败，生命体征不稳定。
4. 基础疾病多或治疗效果差。

八、要点

1. 老年人和免疫抑制患者 CAP 症状不典型、死亡率高。
2. 早期诊断及治疗、识别危重症患者是 CAP 患者处理的关键。

（蒋红双 谭莉莉）

第七节 慢 性 胃 炎

一、概述

1. 定义 慢性胃炎是指多种病因引起的胃黏膜慢性炎症病变。

2. 分类 按病因可将其分为幽门螺杆菌（*Helicobacter pylori*，Hp）胃炎和非 Hp 胃炎。按内镜和病理诊断可将其分为萎缩性和非萎缩性胃炎。

二、临床表现

大多数患者无明显症状。有症状者可表现为中上腹不适、饱胀、钝痛、烧灼痛等，也可呈现食欲缺乏、嗳气、反酸、恶心等消化不良症状。体征多不明显，有时上腹轻压痛。恶性贫血者常有全身衰弱、乏力、厌食、体重减轻、贫血，一般消化道症状较少。

三、评估

胃镜及组织学检查是慢性胃炎诊断的关键，仅依靠临床表现不能确诊。慢性萎缩性胃炎的诊断包括内镜诊断和病理诊断。

四、鉴别诊断

慢性胃炎需要与功能性消化不良、消化性溃疡、胃肿瘤、胆囊及胰腺疾病等鉴别。

五、治疗

慢性胃炎的治疗目的是去除病因、缓解症状和改善胃黏膜组织。

1. 无症状、Hp 阴性的慢性非萎缩性胃炎无须特殊治疗。

2. Hp 胃炎治疗采用铋剂四联 Hp 根除方案[包括铋剂+质子泵抑制剂（PPI）+2 种抗生素]，疗程为 14 天。评估根除治疗的效果应在治疗完成后至少 4 周进行。

3. 伴胆汁反流的慢性胃炎可应用促动力药和（或）有结合胆酸作用的胃黏膜保护剂。

4. 有消化不良症状且伴明显精神心理因素的慢性胃炎患者可用抗抑郁药或抗焦虑药。

5. 有胃黏膜糜烂和（或）以上腹痛和上腹烧灼感等症状为主者，可根据病情或症状严重程度选用胃黏膜保护剂、抗酸剂、H_2 受体拮抗剂（H_2RA）或 PPI。

6. 对进食相关的功能性中上腹饱胀、纳差等消化不良症状应用消化酶制剂，推荐患者餐中服用。常用的包括米曲菌胰酶片、复方阿嗪米特肠溶片、胰酶肠溶胶囊、复方消化酶胶囊等。

六、健康教育

1. 改善不良饮食习惯，如避免进食霉变、腌制、熏烤和油炸食品，忌烟酒、浓茶、咖啡等。

2. 尽量避免长期大量服用引起胃黏膜损伤的药物，如阿司匹林等 NSAID。

3. 定期随访胃镜和 Hp 等指标。

4. 养成良好的卫生习惯，使用公筷，预防 Hp 感染。

七、转诊指征

1. 出现报警症状，如消瘦、贫血、上腹部肿块、频繁呕吐、呕血、黑便。

2. 经过常规治疗后病情没有好转，甚至加重者。

八、要点

1. Hp 阳性的慢性胃炎有胃黏膜萎缩、糜烂或消化不良症状者，推荐根除 Hp。

2. 慢性萎缩性胃炎尤其伴有中重度肠化或上皮内瘤变者，要定期进行内镜和病理组织学检查随访。

（李佳颖　谭莉莉）

第八节　消化性溃疡

一、概述

1. 定义　消化性溃疡是指穿过黏膜肌层及其以下组织的胃或十二指肠黏膜缺损。

2. 流行病分类　十二指肠溃疡（duodenal ulcer，DU）较胃溃疡（gastric ulcer，GU）更常见，两者之比约为 3：1。十二指肠溃疡多见于青壮年，而胃溃疡多见于中老年人。

3. 危险因素　幽门螺杆菌（Hp）感染、NSAID、抗血小板药物、吸烟、肿瘤、胃泌素瘤、严重疾病或糖皮质激素、应激。

二、临床表现

1. 症状 大约 70% 的消化性溃疡是无症状的。有症状的消化性溃疡最常表现为上腹痛，性质可有钝痛、灼痛、胀痛、剧痛、饥饿样不适。

特点：①慢性过程；②反复或周期性发作，发作有季节性；③部分患者有与进餐相关的节律性上腹痛，餐后痛多见于胃溃疡，饥饿痛或夜间痛、进餐缓解多见于十二指肠溃疡；④腹痛可被抑酸或抗酸剂缓解。伴随症状可能包括由进食诱发的腹胀感、腹部饱胀感、恶心和早饱。

2. 体征 发作时剑突下、上腹部或右上腹部可有局限性压痛，缓解后可无明显体征。

3. 并发症 出血；穿孔；胃出口梗阻；癌变；穿透性溃疡和瘘形成。

三、评估

1. 病史采集 慢性病程，周期性发作，节律性上腹痛，NSAID 服药史等是疑诊的重要病史。

2. 体格检查 体征多不明显，可有上腹部局限性压痛。

3. 辅助检查 上消化道内镜检查可以确诊；Hp 检测。

四、鉴别诊断

1. 其他引起慢性上腹痛的疾病 慢性胃炎、慢性胆胰疾病及功能性胃肠病，胃镜检查可鉴别。

2. 胃癌 胃镜检查和活检可明确诊断。

3. 胃泌素瘤[佐林格-埃利森综合征（Zollinger-Ellison syndrome）] 该病特点为严重消化性溃疡、高胃酸、分泌非 β 胰岛细胞瘤。

五、治疗

1. 改变生活习惯 注意休息，规律饮食，避免刺激性饮食和 NSAID，戒烟、戒酒。

2. 抑酸治疗 消化性溃疡治疗通常采用标准剂量 PPI，每日 1 次，早餐前 0.5 小时服药。十二指肠溃疡的疗程为 4～6 周，胃溃疡的疗程为 6～8 周。

3. 抗 Hp 治疗 在消化性溃疡病患者中根除 Hp 能提高十二指肠和胃溃疡的治愈率。根除 Hp 推荐铋剂+PPI+2 种抗菌药物组成的四联疗法。Hp 感染根除治疗后的判断应在根除治疗结束至少 4 周后进行。

4. 其他药物治疗 联合应用胃黏膜保护剂，如铋剂；弱碱性抗酸剂，如铝碳酸镁、磷酸铝、硫糖铝、氢氧化铝凝胶等。

六、健康教育

1. 适当休息，减轻精神压力。

2. 改善进食规律、戒烟、戒酒及少饮浓茶、浓咖啡等。

3. 停服不必要的 NSAID、其他对胃有刺激或引起恶心、不适的药物，如确有必要服用 NSAID 和其他药物，建议和食物一起或餐后服用，或遵医嘱加用保护胃黏膜的药物。

七、转诊指征

1. 45 岁以上顽固性溃疡患者。
2. 消化性溃疡出现严重并发症。
3. 消化性溃疡反复治疗效果不佳或多次复发。
4. 大量出血需要紧急处理。
5. 消化道穿孔。
6. 继发幽门梗阻。
7. 怀疑溃疡癌变。

八、要点

1. 位于贲门、高位胃体以及胃底部的消化性溃疡可表现为左胸部疼痛，临床上很容易与心绞痛相混淆。
2. 胃镜是目前诊断消化性溃疡的最好方法，通过胃镜对可疑病灶进行活检，可提高恶性溃疡诊断的准确性。
3. 消化性溃疡的治疗应及时、彻底，疗程因人而异。

（李佳颖　祁帧楠）

第九节　尿 路 感 染

一、概述

1. 定义　尿路感染（urinary tract infection，UTI）是指病原体在尿路中生长、繁殖而引起的感染性疾病，包括膀胱炎（膀胱/下尿路感染）和肾盂肾炎（肾脏/上尿路感染）。

2. 分类　根据感染发生部位可将尿路感染分为上尿路感染和下尿路感染，根据患者的基础疾病，可将其分为复杂性和非复杂性（单纯性）尿路感染。根据发作频次，可将其分为初发或孤立发作尿路感染和反复发作性尿路感染。

二、临床表现

1. 症状　下尿路感染多见血尿、尿频、尿急、尿痛等尿路刺激症状，上尿路感染多见发热、寒战、尿痛、排尿困难、乏力等症状。

2. 体征　耻骨上压痛、肋脊角压痛、肾区叩击痛，尿路感染合并脓毒血症时可出现低血压、神志改变等。

三、评估

1. 病史采集　尿路刺激症状、全身症状，有无糖尿病、前列腺增生、不洁性生活史。
2. 体格检查　生命体征、各输尿管点压痛、肾区叩击痛。
3. 辅助检查　血常规、尿常规、清洁中段尿培养、泌尿系 B 超或 CT 等可协助诊断。

四、鉴别诊断

注意与尿道综合征、女性生殖系统感染、泌尿系结石、肾结核、泌尿系统肿瘤鉴别。

五、治疗

1. 一般治疗　急性期注意休息，大量饮水，勤排尿。尿路感染反复发作者应积极寻找病因，及时去除诱发因素。

2. 抗感染治疗

（1）给药途径：对于下尿路感染的患者，应予口服治疗。对于上尿路感染，初始治疗多选用静脉用药，病情稳定后可酌情改为口服药物。

（2）疗程：对于急性单纯性下尿路感染，疗程基本少于 7 天；上尿路感染，如急性肾盂肾炎疗程一般为 2 周。对于反复发作的尿路感染，可根据情况进行长期抑菌治疗。

六、健康教育

1. 教育患者多饮水，不憋尿、多排尿，注意外阴部清洁，便后从前向后擦肛门。
2. 绝经期妇女反复发作者可考虑雌激素替代治疗。
3. 与性生活有关的尿路感染，应于性交后立即排尿，并口服一次常用量抗生素。

七、转诊指征

1. 无条件做尿培养及药物敏感试验者。
2. 男性尿路感染或尿路感染反复发作者，需要进一步检查了解有无结石、梗阻、反流、畸形及前列腺增生等基础疾病。
3. 有糖尿病、尿路梗阻、留置导尿管、肾功能不全、移植肾、妊娠或机体免疫力低下的严重病情者。
4. 诊断明确，但治疗效果不满意，怀疑有并发症者。

八、要点

1. 治疗前的中段尿标本培养是诊断尿路感染最可靠的指标。
2. 抗菌药物治疗疗程因感染不同而异。对需要长期治疗和随访者，应向其解释原因和具体随访时间。

（李佳颖　祁帧楠）

第十节　糖　尿　病

一、概述

1. 定义　糖尿病是一组由胰岛素分泌缺陷和（或）其生物学作用障碍引起的、以高血糖为特征的代谢性疾病。慢性高血糖导致多种脏器多系统损害，尤其是眼、肾、神经及心血管的长期损害、功能不全和衰竭。

2. 分类 糖尿病分为 1 型糖尿病、2 型糖尿病、特殊类型糖尿病和妊娠糖尿病（gestational diabetes mellitus，GDM），其中 2 型糖尿病占糖尿病的 85%～90%。

二、临床表现

典型症状为"三多一少"，即多尿、多饮、多食和不明原因的体重下降，伴乏力，可有视物模糊、外阴瘙痒、皮肤瘙痒和易感染；如有并发症时，可出现视力下降、水肿、贫血、对称性的手套袜子样感觉减退、疼痛、麻木或异样感，可有足背动脉搏动减弱。

三、评估

（一）病史采集

1. 病前有无特殊诱因 如感染、外伤、手术、妊娠、分娩、口服激素/抗精神病药物和平喘药物等；有无肥胖、血脂异常、高血压、心脑血管疾病病史；直系亲属有无糖尿病病史。

2. 有无"三多一少"症状 即多饮、多食、多尿、体重减轻。应进一步询问饮食量增加多少；每天饮水量、尿量有多少；最胖时体重是多少；现在体重减少多少。

3. 有无并发症表现 如视力有无下降，牙齿有无脱落，血压是否升高，有无心悸、心前区不适及胸痛，有无头晕、头痛，有无咳嗽、咳痰、咯血，有无尿频、尿急、尿痛、水肿，有无皮肤感染，有无手、脚麻木等感觉异常症状，有无恶心、呕吐、意识不清甚至昏迷等症状。

（二）体格检查

1. 营养、发育情况，如是否消瘦、营养不良，是否肥胖、超重。

2. 意识状态，呼吸是否深大，有无烂苹果味。

3. 皮肤弹性，有无失水、水肿；有无皮肤感染；足有无溃烂，胫前有无色素斑；口腔有无牙脱落，牙龈有无溢脓，黏膜有无津液。

4. 视力为多少，有无白内障及视网膜病变。

5. 双肺视诊、触诊、叩诊、听诊有无异常发现。

6. 心浊音界大小，心率、心律情况，有无心力衰竭表现。

7. 足背动脉搏动有无减弱。

8. 神经系统检查，感觉、腱反射有无异常。

（三）辅助检查

1. 静脉血浆葡萄糖；空腹血糖；可疑糖尿病患者，做糖耐量试验。

2. 尿糖。

3. 糖化血红蛋白（HbAlc）。

4. 有条件时可行心电图、眼底和周围神经病变相关检查等。

（四）糖尿病的常见并发症

1. 急性并发症

（1）糖尿病酮症酸中毒和高渗性非酮症糖尿病昏迷。

（2）感染：肺炎，疖、痈等皮肤感染，肾盂肾炎、膀胱炎等尿路感染。

2. 慢性并发症

（1）大血管病变：糖尿病患者常并发动脉粥样硬化，引起冠心病、缺血性或出血性脑血管疾病等。

（2）微血管病变：①糖尿病肾病；②糖尿病性视网膜病变；③糖尿病心肌病等。

（3）神经病变。

（4）眼的其他病变：如白内障、青光眼等。

（5）糖尿病足。

四、诊断与鉴别诊断

1. 诊断

糖尿病诊断标准（WHO 的诊断标准）：有"三多一少"症状加任何时候血糖浓度不低于 11.1mmol/L，或空腹血糖浓度不低于 7.0mmol/L，或口服葡萄糖耐量试验中 2 小时血糖浓度不低于 11.1mmol/L 可诊断为糖尿病，如症状不典型，需要改天再次证实。

2. 鉴别诊断

（1）需要与可致血糖升高的疾病鉴别：最常见的是甲状腺功能亢进，肝病所致的高血糖（如肝硬化、慢性丙型肝炎、肝移植术后）。

（2）其他原因所致的尿糖阳性：需要注意与肾性糖尿、妊娠糖尿、应激性糖尿、非葡萄糖尿等的鉴别。

（3）尿崩症：需要注意，有口渴、多尿等症状者与尿崩症的鉴别。

（4）继发性糖尿病：如胰腺炎、胰腺癌、皮质醇增多症、肢端肥大症等继发性糖尿病。

（5）低血糖昏迷、肝性脑病、尿毒症：需要注意与糖尿病患者发生高渗性糖尿病昏迷、酮症酸中毒昏迷等的鉴别。

需要除外其他可引起血糖异常的因素，如应激性因素或药物因素如抗精神病药物等。

五、治疗

四大治疗方法：控制饮食、合理运动、药物治疗和监测血糖，强调长期、综合、个体化治疗措施。

1. 控制饮食　原则为根据患者的理想体重和劳动强度为其确定适当的总热量，结合我国的饮食习惯，碳水化合物类应占总热量的 50%～60%，蛋白质占总热量的 15%～20%，脂肪占总热量＜30%。应少食单糖、甜食及油腻食物，主食中可增加富含纤维素及维生素的粗粮，多食新鲜蔬菜。

2. 合理运动　运动锻炼建议以中等强度[50%～70%最大心率（220–年龄），运动时应使心率和呼吸加快但不急促]的有氧运动（如快走、骑车、打太极拳等）为主，每周至少 150 分钟。

3. 药物治疗

（1）口服降血糖药：如果单纯生活方式（控制饮食、合理运动）干预 3 个月仍不能使血糖控制达标，应开始药物治疗。

1）促胰岛素分泌剂（磺脲类和格列奈类）：格列齐特、格列吡嗪、瑞格列奈。

2）双胍类：二甲双胍。

3）α-糖苷酶抑制剂：阿卡波糖、伏格列波糖。

4）噻唑烷二酮类：罗格列酮、帕格列酮。

5）二肽基肽酶Ⅳ（DPP-4）抑制剂：维格列汀、利格列汀、西格列汀等。

6）钠–葡萄糖协同转运蛋白2（SGLT2）抑制剂：达格列净、恩格列净、卡格列净。

如无禁忌证，二甲双胍应一直保留在糖尿病的治疗方案中。不适合二甲双胍治疗者可选择α-糖苷酶抑制剂或胰岛素促泌剂。

（2）胰岛素治疗

1）适应证

A. 新发2型糖尿病如有明显的高血糖症状、发生酮症或酮症酸中毒、高渗高血糖综合征。

B. 新诊断糖尿病患者与1型糖尿病鉴别困难时。

C. 2型糖尿病患者经过生活方式和口服降糖药联合治疗3个月，血糖仍未达到控制目标。

D. 对于HbA1c≥9.0%或空腹血糖≥11.1mmol/L同时伴明显高血糖症状的新诊断2型糖尿病患者可考虑实施短期（2周至3个月）胰岛素强化治疗。

E. 较大剂量多种口服降糖药物联合治疗后仍HbA1c＞7.0%。

F. 糖尿病过程中，出现无明显诱因的体重显著下降。

2）种类：可分为超短效胰岛素类似物、短效胰岛素、中效胰岛素、长效胰岛素（包括长效胰岛素类似物）和预混胰岛素（包括预混胰岛素类似物）。

3）剂量的估测与调整：遵循小剂量开始、个体化的原则。根据血糖水平调整用量，每3～5天调整1次，每次调整1～4U，直至血糖达标。

4）不良反应：主要为低血糖反应。

（3）胰高血糖素样肽-1（GLP-1）受体激动剂：该药能有效降低血糖，并有显著降低体重和改善甘油三酯、血压的作用。单独使用无明显增加低血糖发生的风险。目前常用的有利拉鲁肽、度拉糖肽、司美格鲁肽，均需要皮下注射。

（4）并发症治疗

1）大血管并发症的治疗：血糖控制、降压治疗、调节血脂、抗血小板聚集治疗。

2）微血管并发症的治疗：早期严格控制血糖及血压并调节血脂。

（5）糖尿病酮症酸中毒和高渗性非酮症糖尿病昏迷的治疗

1）输液。

2）应用胰岛素。

3）纠正电解质及酸碱平衡失调。

4）积极防治并发症。

4. 监测血糖　建议患者使用便携式血糖仪自我血糖监测。

六、健康教育

（1）指导患者掌握糖尿病饮食。

（2）戒烟戒酒。

（3）超重或肥胖者减轻体重。

（4）中等强度运动。

（5）监测血糖。

（6）血糖、血压、血脂等达标。

（7）随身携带糖块以防低血糖。

（8）保持足部清洁干燥。

七、转诊指征

（一）普通转诊

（1）初次发现血糖异常，分型不明确者。

（2）儿童和青少年（年龄＜18岁）糖尿病患者。

（3）妊娠和哺乳期妇女血糖异常者。

（4）原因不明或经基层医师处理后仍反复发生低血糖者。

（5）血压、血脂长期治疗不达标者。

（6）血糖波动较大，基层医师处理困难，无法控制平稳者。

（7）出现严重降糖药物不良反应难以处理者。

（8）慢性并发症筛查、治疗方案的制订和疗效评估在基层处理有困难者。

（二）紧急转诊

（1）严重低血糖或高血糖。

（2）慢性并发症导致严重靶器官损害需要紧急救治者。

（3）糖尿病足。

（4）糖尿病急性并发症：糖尿病酮症酸中毒和高渗性非酮症糖尿病昏迷。

八、要点

1. 有危险因素者筛查早期发现血糖异常。

2. 患者教育对于糖尿病的治疗和控制很重要，从有高危因素开始就要进行患者教育。

（郭燕娟　祁帧楠）

第十一节　血脂异常和脂蛋白异常血症

一、概述

血脂是血清中的胆固醇、甘油三酯（triglyceride，TG）和类脂（磷脂、糖脂、固醇、类固醇）的总称。总胆固醇（total cholesterol，TC）分为高密度脂蛋白胆固醇（high-density lipoprotein cholesterol，HDL-C）和低密度脂蛋白胆固醇（low-density lipoprotein cholesterol，LDL-C）。

血脂异常通常指血清中胆固醇和（或）TG水平升高，因为脂质不溶或微溶于水，必须与蛋白质结合以脂蛋白形式存在才能在血液中循环，所以是通过高脂蛋白血症表现出来的，统称为高脂蛋白血症（hyperlipoproteinemia），简称为高脂血症（hyperlipidemia）。实际上血脂异常也泛指包括低 HDL-C 血症在内的各种血脂异常。

1. LDL-C 水平是最重要的心血管疾病危险因素。

2. 大部分为原发性血脂异常，包括饮食相关、缺乏运动、家族遗传。

3. 继发性血脂异常，如糖尿病、甲状腺功能减退症、肾病综合征或其他肾脏相关疾病、多囊卵巢综合征、胆道梗阻性疾病、药物相关性（如利尿剂、非心脏选择性 β 受体阻滞剂、糖皮质激素等）。

二、临床表现

高脂血症的临床表现少见。主要包括黄色瘤、动脉粥样硬化以及角膜弓和脂血症眼底改变。严重的高 TG 血症还可引起急性胰腺炎。

三、评估

1. 病史采集

（1）个人饮食和生活习惯如何，有无长期吸烟史，女性有无绝经过早史。

（2）有无引起继发性血脂异常的相关疾病，如高血压、肥胖症、皮质醇增多症、甲状腺功能减退、系统性红斑狼疮、多发性骨髓瘤等。

（3）有无引起血脂异常的药物应用史，如使用噻嗪类利尿剂、β 受体阻滞剂、糖皮质激素等。

（4）是否有血脂异常的家族史。

2. 体格检查　BMI、颈动脉杂音、外周血管搏动、黄色瘤、黄斑瘤、角膜环。

3. 辅助检查　测定空腹状态下血浆或者血清的 TC、TG、LDL-C 和 HDL-C。决定治疗前至少进行两次血脂检查。

四、诊断与鉴别诊断

1. 诊断

（1）详细询问患者的病史和家族史。

（2）详细的体格检查。

（3）实验室检查，进行危险因素的评估。

（4）病因诊断：血脂合适水平和异常切点主要适用于动脉粥样硬化性心血管疾病（atherosclerotic cardiovascular disease，ASCVD）一级预防目标人群，见表 3-2。

表 3-2　我国 ASCVD 一级预防血脂合适水平和异常分层表[mmol/L（mg/dl）]

分层	TC	LDL-C	HDL-C	TG
理想水平	—	<2.6（100）	—	—
合适水平	<5.2（200）	<3.4（130）	—	<1.7（150）
边缘水平	≥5.2（200）且<6.2（240）	≥3.4（130）且<4.1（160）	—	≥1.7（150）且<2.3（200）

续表

分层	TC	LDL-C	HDL-C	TG
升高	≥6.2（240）	≥4.1（160）	—	≥2.3（200）
降低	—	—	<1.0（40）	—

注：ASCVD，动脉粥样硬化性心血管疾病；—，无

2. 鉴别诊断　鉴别原发性血脂异常和继发性血脂异常。对原发性家族性脂蛋白异常血症可进行基因诊断。

五、治疗

1. 治疗原则

（1）继发性血脂异常以治疗原发病为主。

（2）治疗措施应是综合性的。治疗性生活方式改变为首要的基本治疗措施，药物治疗需要严格掌握指征。

（3）定期检查肝、肾功能，监测血脂，调整降血脂药物的剂量和种类。

（4）依据 ASCVD 发病风险采取不同强度的干预措施是防治血脂异常的核心策略。

2. 治疗性生活方式改变

（1）控制体重

1）向心性肥胖易发生高脂血症，体重减轻后，血脂可恢复正常。

2）控制热量摄入。

3）增加体力活动。

（2）运动锻炼。

（3）饮食治疗

1）限量进食。

2）食用植物油。

3）限制胆固醇和脂肪酸的摄入量。

4）适当控制纯糖类食品的摄入。

5）高纤维饮食。

3. 药物治疗　常用调脂药物有：

（1）还原酶抑制剂（他汀类）：主要制剂包括洛伐他汀、辛伐他汀、阿托伐他汀、瑞舒伐他汀。

（2）苯氧芳酸类（贝特类）：主要制剂包括非诺贝特、苯扎贝特。

（3）烟酸类：主要制剂有烟酸、阿昔莫司。

（4）胆酸螯合剂类：主要制剂有考来烯胺和考来替哌。

（5）肠道胆固醇抑制剂（PCSK9 抑制剂）：依折麦布。

（6）普罗布考。

（7）高纯度鱼油制剂：n-3 脂肪酸制剂。

六、健康教育

（1）血脂异常患者首先要改变生活方式：低脂饮食、减重、增加运动。

（2）对于存在两个以上冠心病危险因素的血脂异常患者，他汀类药物的获益远大于肝功能损害等不良反应，不要因为担心药物不良反应而拒绝服药。

七、转诊指征

1. 反复调整降脂治疗方案，效果不佳者。
2. 重度的高胆固醇血症（TC≥7.76mmol/L 或 LDL-C≥5.18mmol/L）。
3. 重度高 TG 血症或家族高胆固醇血症患者。

八、要点

1. 针对患者个性化治疗，根据 ASCVD 风险分层确定血脂控制目标及治疗策略。
2. 所有的治疗策略都应包括生活方式的改变。

（郭燕娟　祁帧楠）

第十二节　痛　风

一、定义

痛风（gout）是一组由于嘌呤代谢紊乱和（或）尿酸排泄不良导致血尿酸水平升高，继而尿酸盐结晶沉积在关节及其他组织中引起的异质性疾病。

二、分类与病因

痛风分为原发性痛风、继发性痛风两大类。其中，原发性痛风由遗传和环境因素共同导致，绝大多数为尿酸排泄障碍。继发性痛风一般是继发于各类肾脏疾病（肾功能不全、肾小管疾病造成的尿酸排泄减少）、恶性肿瘤接受化学药物治疗（简称化疗）（增殖性血液系统疾病及各种实体肿瘤化疗时）、某些药物治疗（利尿剂、吡嗪酰胺等抗结核药、抗帕金森病药物、小剂量阿司匹林等）、有机酸产生过多（如过度运动、饮酒等）。全科医师应特别注意识别青少年、绝经前起病的痛风，并积极寻找常见继发病因。

三、临床表现

（一）症状

1. 无症状期　仅表现为间断性或持续性高尿酸血症，有些患者可终身不出现临床症状。

2. 急性关节炎期　关节剧痛，数小时内疼痛达高峰，红、肿、热、痛、功能障碍明显；最常见为单侧第 1 跖趾关节受累，但足背、足跟、踝、膝、腕、肘等关节也可受累；有时伴发热、寒战、头痛、恶心等全身症状。

3. 间歇期　大部分未经治疗的患者在初次发作 2 年内复发，间歇期即为两次痛风性关节炎发作之间的无症状期。随病情进展，症状持续时间延长、发作频率增加、累及关节增多，从而间歇期缩短。

4. 痛风石及慢性关节炎期　可在耳廓、关节周围及鹰嘴、跟腱等部位出现，表现为隆起的、大小不一的黄白色赘生物，破溃后有白色粉状或糊状物。慢性痛风性关节炎中受累关节出现持续性、不规则非对称性肿痛，可伴关节骨质破坏、畸形。

长期痛风患者还可出现肾脏损害，包括慢性痛风性肾病、尿酸性肾结石、因尿酸盐结晶堵塞肾小管导致的急性肾衰竭。

（二）体征

查体时可见受累关节局部红肿灼热、皮肤紧绷、触痛明显、功能受限。

四、评估

（一）病史采集

（1）性别和年龄。

（2）诱因：有无酗酒、过饱、高嘌呤饮食、疲劳、活动过多、寒冷、感染或手术史。

（3）关节疼痛特点：起病缓急、时间，受累关节部位，疼痛的性质、程度、持续时间、加重或缓解因素，发作次数、频率及趋势，间歇期表现、时间长短。

（4）关节其他表现：有无局部红肿、烧灼感，有无畸形、赘生物及功能障碍。

（5）伴随症状：有无发热，有无肾脏受累表现（夜尿增多、水肿、高血压、贫血、蛋白尿、血尿、肾绞痛、排尿困难、少尿、无尿）。

（6）诊疗过程：曾经接受哪些药物治疗，疗效如何。

（7）既往史：是否有血尿酸升高的病史，是否有糖尿病、高血压、慢性肾脏疾病等慢性病病史，是否长期接受特殊药物治疗。

（8）个人史：从事职业，个人饮食喜好，平日运动情况，经济状况，精神心理相关方面其他因素。

（9）家族史：是否有高尿酸血症、痛风的家族史。

（二）体格检查

（1）关节检查：受累关节的部位、数目、是否对称，有无局部红肿、压痛、活动受限、畸形、痛风石。

（2）全身检查：测量体温、血压，注意有无贫血貌，耳廓有无痛风石，肾区有无叩击痛。

（三）辅助检查

（1）血尿酸测定：波动较大，应多次检测。成年男性为 208～416μmol/L（3.5～7.0mg/dl）；女性为 149～358μmol/L（2.5～6.0mg/dl），绝经后接近男性。

（2）尿尿酸测定：限制嘌呤饮食 5 天后，每日排出超过 3.57mmol（600mg），即为尿酸生成增多。

（3）关节液或痛风石内容物检查：可见双折光的针形尿酸盐结晶及白细胞。

（4）关节 X 线检查：软组织肿胀、软骨缘破坏、关节面不规则，邻近软骨骨质呈穿凿样、虫蚀样缺损。

（5）关节超声检查：比较特异的表现是"双轨征"或不均匀低回声与高回声混杂团块影。

（6）其他检查：双能 CT 可以特异性识别尿酸盐结晶；痛风石在 CT 下呈不均匀斑点状高密度影像，MRI 下 T_1、T_2 加权呈斑点状低信号图像；另外，急性关节炎期血常规可见白细胞升高，血沉增快；泌尿系 B 超检查可帮助发现有无泌尿系统结石。

五、诊断与鉴别诊断

（一）诊断

（1）如仅有血尿酸持续升高而无临床症状，可诊断为高尿酸血症。

（2）根据 2015 年美国风湿病学会（American College of Rheumatology，ACR）和欧洲抗风湿病联盟（European League Against Rheumatism，EULAR）共同制定的痛风分类标准及 2018 年 EULAR 的推荐，均建议将关节穿刺液镜检发现尿酸钠结晶作为诊断痛风的金标准。但对于基层全科医师来讲，没有条件进行关节穿刺，因此如果按照上述标准（具体标准可参考相关文献）临床表现评分累计 ≥8 分或出现以下表现者可临床诊断痛风：足或踝的特征性关节炎表现（尤其是第一跖趾关节）；既往有类似关节炎急性发作史；关节肿痛症状出现急剧（24 小时内达峰）；关节局部红斑；有高尿酸血症。秋水仙碱诊断性治疗可辅助诊断。

（二）鉴别诊断

痛风应与类风湿关节炎、银屑病关节炎、假性痛风、化脓性关节炎鉴别。

六、治疗

（一）非药物治疗

改善生活方式是核心，对于部分早期患者，可尝试单纯的生活方式干预。

（1）相关健康知识、健康行为的宣传：保持生活规律，避免诱因；避免使用影响尿酸代谢的药物；定期监测血尿酸；进行服药管理；监控血压、血糖、血脂等危险因素，并严格管理；树立信心；定期随访。

（2）调整饮食结构：每日饮食嘌呤含量控制在 200mg 以下；每日饮水量维持在 2L 以上，避免饮用含果糖饮料、果汁和浓汤。

（3）严格控酒：急性发作期和慢性痛风性关节炎应避免饮酒，间歇期血尿酸水平达标后仍应控酒。

（4）体重管理：合理控制体重。

（5）运动指导：急性期注意休息并适当进行关节周围肌肉等长收缩锻炼，非急性期进行运动锻炼及关节功能康复训练。

（二）药物治疗

1. 急性痛风性关节炎的治疗

（1）NSAID：吲哚美辛、双氯芬酸、塞来昔布、依托考昔等。

（2）秋水仙碱。

（3）糖皮质激素。

2. 降尿酸的治疗

（1）抑制尿酸合成药物：代表药物为别嘌呤醇和非布司他。

（2）促尿酸排泄的药物：代表药物为苯溴马隆。

（3）降尿酸治疗时预防关节炎发作的药物：一般应用在开始降尿酸治疗的前3～6个月。药物种类同急性痛风性关节炎,剂量为可预防症状不发作的最小维持剂量,注意观察不良反应。

七、转诊指征

1. 急性肾衰竭或慢性肾脏病4或5期。
2. 怀疑尿路结石导致尿路梗阻或肾绞痛。
3. 首次发作尚无法明确诊断。
4. 怀疑感染性关节炎。
5. 痛风反复发作、控制不佳。
6. 合并肿瘤、处于妊娠或哺乳期。
7. 肝功能明显异常（转氨酶＞3倍正常值上限或胆红素水平升高）。
8. 合并其他无法处理的全身疾病。

八、要点

1. 反复急性发作的单关节炎为痛风最常见的临床表现。
2. 秋水仙碱、NSAID和糖皮质激素为痛风急性发作的一线用药。

（彭丽华　刘雅妮）

第十三节　骨质疏松症

一、概述

骨质疏松（osteoporosis，OP）是一种骨量降低、骨组织微结构破坏，导致骨脆性增加、易于骨折的全身性骨病。

OP分为原发性OP和继发性OP两大类。原发性OP包括Ⅰ型、Ⅱ型和特发性（包括青少年型）。Ⅰ型原发性OP即绝经后骨质疏松，一般发生在女性绝经后5～10年；Ⅱ型原发性OP即老年性骨质疏松，一般指70岁以后发生的骨质疏松；特发性OP主要发生在青少年，病因未明。继发性OP指由任何影响骨代谢的疾病和（或）药物及其他明确病因导致的骨质疏松。

二、临床表现

初期通常没有明显的临床表现，随着病情进展，患者会出现相应症状。部分患者可没有临床表现，仅在发生骨折等严重并发症后才被确诊。

疼痛、脊柱变形、骨折。

对心理状态及生活质量的影响：老年患者自主生活能力下降、骨折后缺少与外界接触和交流，均容易导致发生恐惧、焦虑、抑郁、自信心丧失等心理异常。

三、评估

（一）病史采集

（1）性别和年龄。

（2）诱因：有无活动或创伤等诱发因素。

（3）疼痛特点：有无不明原因的腰背疼痛、乏力，劳累或活动后加重，负重能力下降或不能负重。

（4）椎体等部位骨折表现：有无身材变矮、驼背及脆性骨折史。

（5）既往史：有无内分泌系统、风湿性疾病、消化系统、血液系统、慢性肾病等疾病史，是否长期接受糖皮质激素、PPI、抗癫痫类药物治疗；有无卵巢切除术。

（6）个人史：有无长期吸烟饮酒、喝咖啡、涂防晒霜、卧床等，日常运动情况，月经生育史。

（7）家族史：是否有脆性骨折、驼背家族史。

（二）体格检查

（1）骨痛不伴骨折时有无压痛点，骨折时有无畸形。

（2）检查有无身材缩短，有无脊柱畸形。

（三）辅助检查

（1）常用骨密度及骨测量方法：目前常用的方法有双能 X 射线吸收法（dual energy X-ray absorptiometry，DXA）、定量计算机断层成像（quantitative computed tomography，QCT）、外周 QCT（peripheral quantitative computed tomography，pQCT）和定量超声（quantitative ultrasound，QUS）等。

（2）胸腰椎 X 线侧位影像及其骨折判定：为判定 OP 性椎体压缩性骨折首选的检查方法，采用 Genant 目视半定量判定方法可将骨折程度进行分度。

四、诊断与鉴别诊断

（一）诊断

（1）基于骨密度测定的诊断：DXA 测量的骨密度是目前通用的诊断指标。T 值适用于绝经后妇女和大于 50 岁男性；Z 值适用于儿童、绝经前妇女及小于 50 岁男性。T 值≤−2.5 可诊断 OP，合并脆性骨折可诊断为严重骨质疏松。或 Z 值≤−2.0 视为"低于同年龄段预期范围"或低骨量。

（2）基于脆性骨折的诊断：如髋部或椎体发生脆性骨折，不考虑骨密度测定结果，临床上即可诊断 OP。若肱骨近端、骨盆或前臂远端发生脆性骨折，$-2.5 < T$ 值 < -1.0，也可诊断 OP。

（二）鉴别诊断

OP 应与多发性骨髓瘤、原发性或转移性骨肿瘤、原发性甲状旁腺功能亢进相鉴别。

五、治疗

（一）基础措施

（1）调整生活方式：加强营养、均衡膳食，充足日照，规律运动，戒烟限酒，避免过量饮用咖啡和碳酸饮料，慎用影响骨代谢药物。

（2）基本补充剂：钙剂、维生素 D。

（二）抗骨质疏松药物

（1）双膦酸盐类：目前应用最广泛，主要包括阿仑膦酸钠、唑来膦酸、利塞膦酸钠、伊班膦酸钠、依替膦酸二钠和氯膦酸二钠。

（2）降钙素类：鳗鱼降钙素类似物和鲑降钙素。

（3）绝经后激素替代治疗。

（4）选择性雌激素受体调节剂：雷洛昔芬。

（5）甲状旁腺素类似物：国内已上市的有特立帕肽。

（6）锶盐：雷奈酸锶。

（7）活性维生素 D 及其衍生物：有 1α-羟维生素 D_3（α-骨化醇）和 1，25-双羟维生素 D_3（骨化三醇）。

（8）维生素 K 类（四烯甲萘醌）。

（9）RANKL 抑制剂：地舒单抗。

（三）康复治疗

康复治疗主要包括运动疗法、物理因子治疗、作业疗法及康复工程等。

六、转诊指征

（1）需要专科医师调整治疗方案者。

（2）需要筛查并发症者。

（3）出现脆性骨折等其他需要在上级医院专科诊治的新情况时。

（4）原因不明的骨痛。

（5）考虑多发性骨髓瘤转血液科。

（6）考虑骨软化症及原发性甲状旁腺功能亢进患者转内分泌科。

（7）考虑特发性 OP 者。

（8）考虑骨转移瘤应明确原发肿瘤。

七、要点

（1）OP 的诊断标准。

（2）对所有 OP 患者应注意宣教、改善生活方式，如戒烟、适当运动、预防跌倒等。

（3）OP 的基础治疗为补充钙剂和维生素 D。

（4）双膦酸盐是抗骨质疏松的常用药物。

（彭丽华 刘雅妮）

第十四节　慢性乙型肝炎

一、概述

慢性乙型肝炎（chronic hepatitis B，CHB）是指由乙型肝炎病毒（hepatitis B virus，HBV）持续感染 6 个月以上引起的慢性肝脏炎症性疾病。

慢性 HBV 感染是导致肝硬化和肝癌的重要因素。目前，我国乙型肝炎表面抗原（HBsAg）阳性的流行率为 5%～6%，慢性 HBV 感染者约 7000 万例，其中 CHB 患者 2000 万～3000 万例。针对 CHB 的早期筛查、诊断及后续的关怀管理是防治的关键环节。

二、临床表现

急性期的症状为乏力、厌食、尿色加深、肝区疼痛。慢性乙型肝炎早期可无明显症状，随着病程进展可出现非特异性症状，如全身乏力、食欲减退、恶心、腹胀、厌油腻、右上腹隐痛、学习或工作精力减退等。可发展至肝硬化，表现出肝病面容、肝掌、蜘蛛痣及轻度肝脾大。

三、评估

（一）病史采集

（1）感染途径：询问有无外伤、手术、输血史，有无吸毒等药物滥用史，家人有无类似情况，判断可能的感染途径。

（2）临床症状：有无乏力、厌食、尿色加深、肝区疼痛等，以及疾病进展情况；有无发生过消化道出血、腹水等。

（3）诊疗过程：是否完善检查、接受治疗，曾经使用哪些药物，疗效如何。

（4）其他：是否长期饮酒，有无肝癌家族史。

（二）体格检查

注意有无肝病面容、黄疸、肝掌、蜘蛛痣，有无肝脾大、肝区叩痛、腹水，脐周是否有静脉曲张，是否有痔疮，下肢有无水肿等。怀疑肝性脑病者应进行神经系统查体。

（三）辅助检查

（1）实验室检查

1）HBV 血清学检测：包括 HBsAg、乙型肝炎病毒表面抗体（抗-HBs）、乙型肝炎病毒 e 抗原（HBeAg）、乙型肝炎病毒 e 抗体（抗-HBe）、乙型肝炎病毒核心抗体（抗-HBc）和抗-HBc IgM。

2）HBV 病毒学检测：HBV DNA 定量。

（2）肝脏功能评价：谷丙转氨酶（又称丙氨酸转氨酶，ALT）和谷草转氨酶（又称天冬氨酸转氨酶，AST）、总胆红素、血清白蛋白、血清碱性磷酸酶（ALP）、甲胎蛋白。

（3）肝纤维化无创诊断技术。

（4）肝脏硬度值测定：包括瞬时弹性成像、基于超声的声脉冲辐射力学和磁共振弹性成像。

（5）影像学：腹部超声、CT 及 MRI 均有助于观察肝脏的形态。

（6）病理学：肝活组织检查可用于评价肝脏炎症坏死及纤维化程度、明确有无肝硬化并排除其他肝脏疾病，为诊断、预后、治疗和疗效监测提供客观依据。

四、诊断与鉴别诊断

（一）诊断

（1）慢性 HBV 携带状态：HBV DNA（通常＞2×10^7U/ml）定量水平较高，血清 HBsAg（通常＞1×10^4U/ml）较高、HBeAg 阳性，但 ALT 和 AST 持续正常，肝脏组织学检查无明显炎症坏死或纤维化。

（2）HBeAg 阳性 CHB：血清 HBsAg 阳性，HBeAg 阳性，HBV DNA 阳性（通常 2×10^4U/ml），ALT 持续或反复异常，或肝组织学检查有明显炎症坏死和（或）纤维化。

（3）非活动性 HBsAg 携带状态：血清 HBsAg 阳性、HBeAg 阴性、抗-HBe 阳性或阴性，HBV DNA＜2×10^3U/ml，HBsAg＜1×10^3U/ml，ALT 和 AST 持续正常。影像检查无肝硬化征象，组织学检查显示病变轻微。

（4）HBeAg 阴性 CHB：血清 HBsAg 阳性，HBeAg 持续阴性，HBV DNA 阳性（通常≥2×10^3U/ml），ALT 持续或反复异常，或肝组织学有肝炎改变。

（5）隐匿性 HBV 感染：血清 HBsAg 阴性，但血清和（或）肝组织中 HBV DNA 阳性。此外，血清抗-HBs、抗-HBe 和（或）抗-HBc 可阳性，也可阴性。

（6）乙型肝炎肝硬化：符合 1）和 2）的为病理学诊断，符合 1）和 3）的为临床诊断。

1）HBV 现症感染（HBsAg 阳性），或有明确的慢性 HBV 感染史且除外其他病因者。

2）肝活组织检查符合肝硬化表现。

3）①有肝硬化和（或）门脉高压征象的影像学依据。②内镜下见食管–胃底静脉曲张。③肝脏瞬时弹性成像测定显示为肝硬化。④血白蛋白下降和（或）凝血酶原时间延长。⑤外周血血小板计数＜100×10^9/L。

符合以上 5 项中的 2 项及以上者，并排除非肝硬化性门静脉高压者。肝硬化可进一步分为代偿期及失代偿期肝硬化。

（二）鉴别诊断

药物性肝炎、慢性丙型肝炎、肝豆状核变性（Wilson disease）。

五、治疗

（一）抗病毒治疗适应证

（1）ALT 持续异常（＞1 倍正常上限，且能排除其他原因）的血清 HBV DNA 阳性的 CHB 患者。

（2）只要 HBV DNA 可检测到，无论 ALT 和 HBeAg 状态的代偿期肝硬化；HBsAg 阳性的失代偿期肝硬化。

（3）血清 HBV DNA 阳性、ALT 正常，有以下情形之一者：①肝组织学有明显炎症或肝纤维化。②ALT 持续正常，有肝硬化或肝癌家族史且年龄＞30 岁者。③ALT 持续正常，无肝硬化或肝癌家族史，年龄＞30 岁者，建议进一步无创肝纤维化检查或肝组织学检查，存在炎症或纤维化者。④ALT 持续正常，有 HBV 相关的肝外表现者。

（二）抗病毒治疗的药物

（1）抗核苷（酸）类药物：可首选恩替卡韦、富马酸替诺福韦酯、富马酸丙酚替诺福韦。
（2）干扰素-α 治疗：聚乙二醇干扰素（Peg-IFN-α）和普通干扰素（IFN-α）均可选用。

六、三级预防及健康教育

（一）一级预防

接种乙型肝炎疫苗是预防 HBV 感染最有效的方法。良好的卫生行为预防交叉感染。

（二）二级预防

早发现、早诊断、早治疗。对患者及携带者进行定期随访。

（三）三级预防

教育患者改善生活方式，戒酒、戒烟、减肥、合理使用其他药物、合理营养、适当活动等，同时进行甲型、戊型肝炎抗体筛查。预防或减少肝硬化及肝癌，促进功能康复。

七、转诊指征

（一）紧急转诊

（1）患者有明显的肝炎临床症状（腹胀、纳差、黄疸），肝功能明显异常[ALT＞5 倍健康人群高限（ULN），或 1 周内血清总胆红素和 ALT 急剧升高]。表现为慢性肝炎急性发作时需要转诊。
（2）患者出现极度乏力、纳差、重度腹胀，有性格改变、烦躁不安、嗜睡、昏迷等肝性脑病表现，以及明显出血、扑翼样震颤等表现时，需要考虑重型肝炎（肝衰竭），应紧急转诊。

（二）普通转诊

（1）考虑已进展为肝硬化、原发性肝癌的患者。
（2）接受免疫抑制剂治疗或癌症化疗的患者，有肝炎再活动的风险。
（3）经抗病毒治疗 6 个月，ALT 仍持续异常和（或）HBV DNA 阳性患者。
（4）肾功能不全者。
（5）HBV 合并丙型肝炎病毒、艾滋病病毒感染者。
（6）特殊时期人群：妊娠期、青少年及儿童。
（7）由于其他因素无法处理者。

八、要点

（1）对 HBV 感染者应当做好三级预防。
（2）有指征者应及时转诊接受抗病毒治疗。

（彭丽华　刘雅妮）

第四章　全科医学常见未分化疾病

第一节　发　热

体温一般指口腔内舌下的温度，正常为低于 37℃，高于 37.3℃ 即为发热。另外，腋温较口温低 0.2～0.3℃，肛门温度较腋温高 0.3～0.5℃。

一、病因

（一）感染性发热

感染性发热指各种病原体如病毒、细菌、支原体、衣原体、立克次体、螺旋体、真菌及寄生虫引起的感染。感染部位可以是全身各个系统。

（二）非感染性发热

非感染性发热常见于血液系统疾病、结缔组织病、变态反应性疾病、内分泌代谢疾病、血栓及栓塞疾病、中枢神经系统疾病、皮肤病变、恶性肿瘤、自主神经功能紊乱及理化因素损害等。

二、诊断策略

（一）病史采集

详尽的病史采集是进行诊断的首要步骤，对一些关键信息需要反复核实，重要的阴性症状对鉴别诊断同样至关重要。

（1）起病情况：如诱因、起病缓急、热度高低、热程、热型等。

（2）按系统顺序询问伴随症状

1）全身症状：畏寒、寒战、多汗、纳差、消瘦、皮疹、皮肤苍白黄染等。

2）呼吸系统：咽喉痛、声音嘶哑、咳嗽、咳痰、痰中带血、呼吸困难。

3）消化系统：口腔反复溃疡、恶心、呕吐、吞咽困难、呕血、黑便、血便、黄疸、腹胀、腹痛、腹泻。

4）循环系统：胸闷、心悸、气短、下肢水肿。

5）泌尿生殖系统：尿频、尿急、尿痛、血尿、尿液混浊、排尿困难、腰背酸痛、月经紊乱、生殖器溃疡。

6）内分泌系统：多饮、多食、多尿、脱发。

7）造血系统：瘀点、瘀斑、肝脾淋巴结肿大。

8）肌肉骨骼系统：肌肉酸痛无力、骨痛、关节肿痛畸形。

9）神经系统：头痛、头晕、癫痫、精神异常、神志改变。

（3）诊治经过：最大限度获取患者就诊前的诊疗情况，询问病程中使用的抗菌药物种类、剂量及时间，询问解热镇痛类药物的使用情况，了解相关检查结果动态变化。

（4）一般情况：精神、食欲、睡眠、大小便及近期有无体重减轻。

（5）既往史、个人史、家族史：既往基础疾病史，传染病疫区接触史，有无聚集性发病，从事职业，有无动物接触、虫咬伤，有无生食肉类等。

（二）体格检查

注意有无神志改变、精神异常，有无皮疹黄疸、皮肤瘀点瘀斑、虫咬伤及其他伤口破溃，有无淋巴结肿大，有无咽部充血、扁桃体化脓肿大、口腔溃疡、牙龈溃烂；有无甲状腺肿大及血管杂音；有无肺部干湿啰音；有无心脏瓣膜区异常杂音、有无血管杂音；有无肝脾大及叩痛；有无肾区叩痛、输尿管点压痛；有无脑膜刺激征。

（三）辅助检查

辅助检查包括三大常规、肝肾功能、电解质、血糖、肌酶、甲状腺功能、凝血功能、降钙素原、红细胞沉降率、C反应蛋白、铁蛋白、外周血涂片、血培养、中段尿培养+菌落计数、传染病相关抗体、自身抗体谱、肿瘤标志物、心电图、腹部尿路B超、浅表淋巴结超声、胸部CT等。必要时可考虑进一步行针对性的检查，如淋巴结活检、骨髓穿刺活检、正电子发射断层成像-CT（positron emission tomography CT，PET-CT）、高通量测序技术等。

（四）诊断步骤

诊断步骤可按照定性、定位、明确病因进行。①定性主要是确定发热的性质，属于感染性发热或非感染性发热，器质性发热或功能性发热。②如考虑感染性发热，则需要定位，进一步判断感染病灶的部位，常见的为肺部、尿路、胆道、颅脑等，同时需要注意不要遗漏心内膜、牙源性感染等；非感染性发热需考虑血液疾病、结缔组织疾病、内分泌代谢疾病等。③最后综合分析，必要时进行特异性检查以协助明确引起发热的具体病因，如考虑感染性发热则应尽可能寻找相应的病原学依据。

三、红旗征的识别

如出现以下症状时，应注意排查急、危重疾病：

（1）高热、反复寒战。

（2）精神状态改变。

（3）持续呕吐。

（4）心动过速。

（5）呼吸急促或血氧降低。

（6）严重肌痛、全身剧烈疼痛。

（7）吞咽困难或严重咽痛。

（8）皮肤明显苍白。

（9）黄疸。

（10）出现原因不明的皮疹。

（11）夜间盗汗。

（12）出现血压下降。

四、转诊指征

患者存在以下情况时，应及时转诊：

（1）经处理高热不退者、伴有某种危重症者或出现生命体征异常者。

（2）考虑传染性疾病需要专病医院诊治时，按相关要求转诊。

（3）感染性疾病引起的发热，但经常规处置及抗感染治疗后效果欠佳，病情无改善者。

（4）非感染性疾病引起的发热如结缔组织病、肿瘤及代谢性相关疾病等，需要专科治疗的。

（5）长期不明原因的发热。

五、处理原则

（一）体温管理

（1）体温≤39℃时：维持水、电解质的平衡，可先物理降温，必要时药物退热。

（2）＞39℃或高热持续时间过长：可药物退热联合物理降温。

（二）抗感染药物的使用

考虑感染性发热时，结合感染部位，进行经验性的病原学判断，根据初步诊断予以经验性抗感染治疗。必要时可待各种培养标本送病原学检查后开始抗感染治疗，注意严格把握抗感染药物使用指征。待病原学检查结果回报后，必要时调整抗感染方案。

（三）诊断性治疗

临床怀疑一些特定的感染性发热但又缺乏证据时，在不影响进一步检查的情况下，可考虑诊断性治疗。

（四）原发病治疗

考虑肿瘤、风湿病、血液系统疾病等非感染性疾病或其他全身疾病所致的发热，应进行原发病的治疗。

（五）长期随访

部分患者经系统全面的评估后仍不能明确诊断，可进行长期随访，观察病情变化，必要时重新评估、诊断和治疗。

六、要点

（1）发热的病因以感染性疾病较多见，抗感染药物的使用应严格基于临床病原学证据。

（2）非感染性发热以风湿免疫疾病和血液系统肿瘤性疾病多见。

（3）低热患者注意不要漏诊心因性发热。

（梁莹莹　张剑锋）

第二节　贫　血

一、分类及病因

根据红细胞形态可以分为：

1. 小细胞性贫血（MCV < 80fl）　常见于：①缺铁性贫血；②慢性病贫血；③慢性铅中毒；④铁粒幼细胞贫血；⑤血红蛋白病；⑥地中海贫血；⑦慢性失血。

2. 正细胞性贫血（MCV80 ~ 100fl）　常见于：①再生障碍性贫血/单纯红细胞再生障碍性贫血；②溶血性贫血；③慢性病性贫血；④急性失血；⑤慢性肾衰竭；⑥骨髓浸润性疾病（结核、转移癌、多发性骨髓瘤、白血病等）；⑦甲状腺功能减退。

3. 大细胞性贫血（MCV > 100fl）　常见于：①巨幼红细胞贫血（叶酸/维生素 B_{12} 缺乏）；②药物（甲氨蝶呤、硫唑嘌呤、丙戊酸钠等）；③骨髓异常增生综合征；④溶血性贫血；⑤再生障碍性贫血；⑥慢性肝病；⑦甲状腺功能减退。

二、诊断策略

1. 病史采集　乏力、心悸、胸闷、头晕、发热等症状，饮食情况（素食、减肥、浓茶等），大小便（有无黑便、血便），饮酒史，既往疾病，胃肠道手术病史，药物史，家族史，女性月经史。

2. 体格检查　是否有贫血貌（皮肤、结膜、甲床），观察舌的形态，有无浅表淋巴结肿大，皮肤有无出血点、巩膜有无黄染，甲状腺是否肿大，心肺查体，肝脾大小，是否有下肢水肿等。

3. 常规检查　血常规+网织红细胞，外周血涂片，尿常规，大便隐血试验，肝肾功能等，必要时行骨髓穿刺。

4. 根据病史及常规检查提示，选择进一步检查

（1）小细胞性贫血：铁代谢指标（血清铁、铁蛋白、总铁结合力、转铁蛋白饱和度），骨髓铁染色，血铅/尿铅水平等。老年人应警惕消化道肿瘤，必要时做内镜检查。

（2）大细胞性贫血：血清叶酸、维生素 B_{12} 水平。必要时行骨髓穿刺。

（3）怀疑再生障碍性贫血、骨髓浸润性疾病等，应行骨髓穿刺及骨髓活检。

（4）溶血性贫血：抗球蛋白试验（Coombs test），抗核抗体（ANA）等免疫指标，CD55/CD59 阴性细胞，血红蛋白电泳、葡萄糖-6-磷酸脱氢酶（G6PD）水平等。

（5）老年人贫血伴有骨痛、肾功能不全等：应注意完善血清游离清链、尿轻链，血清免疫电泳，骨髓穿刺及活检等。

三、红旗征的识别

患者如出现以下症状时，应注意排查急、危重疾病。
1. 长时间发热、体重下降。
2. 大汗淋漓、血压下降、黑矇等。
3. 呕血或大量鲜血便。

四、转诊指征

贫血患者存在以下情况时，应及时转诊：

1. 不明病因的贫血。
2. 对造血原料缺乏引起的贫血经补充治疗无明显好转者。
3. 疑为溶血性贫血者。
4. 急性失血性贫血者，应尽快转诊。
5. 慢性失血性贫血需要进一步明确诊断者。

五、处理原则

（一）病因治疗

缺乏造血原料所致的贫血，需要积极补充造血原料；药物性贫血，应立即停药；其他系统疾病所致贫血，应积极治疗原发病。

（二）支持治疗

适当减轻体力活动，如为急性大量出血，应密切监测生命体征，必要时输血治疗。

六、要点

1. 所有贫血患者需要明确病因诊断，门诊最常见的病因为缺铁性贫血。
2. 缺铁性贫血需要寻找缺铁原因，老年人警惕消化道肿瘤。

（彭丽华　王玉容）

第三节　咳嗽与咳痰

一、定义

咳嗽是一种反射性防御动作，通过咳嗽可以清除呼吸道内分泌物或异物。咳痰是指借助咳嗽将痰液（气管、支气管的分泌物或肺泡内的渗出液）排出。急性咳嗽是指咳嗽病程小于 3 周，慢性咳嗽则是指咳嗽病程大于 8 周，咳嗽病程 3～8 周则为亚急性咳嗽。

二、病因

1. 呼吸道疾病　肿瘤、气管炎症、肺部感染、支气管扩张、支气管哮喘、结核，以及各种物理（包括异物）、化学、过敏因素。

2. 胸膜疾病　胸膜炎、胸膜间皮瘤、自发性气胸、胸腔穿刺等。

3. 心血管疾病　左心衰竭、肺栓塞。

4. 中枢神经因素　咽峡部黏膜受刺激时。

5. 其他因素　服用 ACEI 后咳嗽，以及胃食管反流病、习惯性咳嗽、心理性咳嗽等。

三、诊断策略

1. 详细询问病史，如咳嗽的声音、频率，咳痰的量、性状、颜色等，如近期有无呼吸道感染病史、有无吸烟史、有无过敏史、有无特殊职业接触史、有无服用 ACEI 等。

2. 体格检查，咽喉部、鼻腔、心脏、肺部、颈静脉、双下肢水肿等情况。

3. 辅助检查，完善血常规、C 反应蛋白、胸部 X 线片，根据结果决定下一步是否完善胸部 CT、纤维支气管镜、肺功能等检查。

4. 如有吸烟、环境刺激暴露、服用 ACEI、刺激物接触等，应予戒烟、脱离环境减少暴露、停药观察等。

5. 如 X 线检查无明显病变，根据病史选择辅助检查，如肺功能、24 小时食管 pH 监测、纤维支气管镜、分枝杆菌培养或 NGS 等检查。

6. 经验性诊断治疗：怀疑胃食管反流病时可经验性使用 PPI 治疗。

四、红旗征的识别

患者如出现以下症状时，应注意排查急、危重疾病。

1. 剧烈咳嗽伴突发性的呼吸困难。

2. 咳嗽伴咯血。

3. 咳嗽伴不能平卧、大汗淋漓、双下肢水肿、剧烈胸痛。

4. 咳嗽伴晕厥。

五、转诊指征

咳嗽患者存在以下情况时，应及时转诊。

1. 患者持续咳嗽、咳痰，药物治疗效果欠佳者。

2. 需要完善纤维支气管镜等检查者。

3. 考虑恶性肿瘤者。

4. 如考虑肺结核等传染性疾病者。

5. 咳嗽病因诊断不明确者。

六、处理原则

1. 病因治疗　积极寻找病因，治疗原发病。

2. 预防诱发因素　戒烟，脱离刺激性环境，停用 ACEI。

3. 对症治疗　止咳等。

七、要点

1. 注意询问吸烟史、ACEI 使用史。

2. 注意咳嗽的性质与持续时间、伴随症状。

3. 胸部 X 线片为慢性咳嗽患者的基础检查。

4. 注意容易漏诊的心因性咳嗽。

（黄婧渝　王玉容）

第四节　呼吸困难

一、定义

呼吸困难是指患者主观感到空气不足、呼吸费力，客观上表现为呼吸运动用力，严重时可出现张口呼吸、鼻翼扇动、端坐呼吸，甚至发绀、呼吸辅助肌参与呼吸运动，并且可有呼吸频率、深度、节律的改变。

二、病因

1. 呼吸系统疾病　气道阻塞、肺部疾病、胸壁、胸膜腔疾病等。

2. 循环系统疾病　各种原因所致的左心衰竭和（或）右心衰竭、心脏压塞、肺栓塞和原发性肺动脉高压等。

3. 中毒　代谢性酸中毒、药物中毒、急性一氧化碳中毒等。

4. 神经精神性疾病　脑出血、脑肿瘤、脑炎等颅脑疾病引起呼吸中枢功能障碍，以及精神因素所致疾病。

5. 血液系统疾病　重度贫血、高铁血红蛋白血症等。

三、诊断策略

1. 病史采集　呼吸困难起病缓急、程度；伴随症状，如咳嗽、胸痛、咯血、心悸、发热等。既往有无呼吸道、心脏疾病。

2. 体格检查　生命体征；心脏、肺部查体、下肢水肿情况。

3. 辅助检查　血常规、心电图、血气分析、胸部 CT、焦虑抑郁量表。

四、红旗征的识别

患者如出现以下报警症状，应注意排查急、危重疾病。

1. 突发性的呼吸困难。

2. 呼吸困难伴胸痛、咯血、大汗淋漓、面色苍白、意识障碍等。

五、转诊指征

呼吸困难患者如考虑为以下情况，应及时转诊。

1. 大面积气胸。

2. 上气道梗阻。

3. 肺动脉栓塞。

4. 急性心梗。

5. 脓毒血症。

6. 经治疗不能缓解呼吸困难者。

7. 呼吸困难病因不明确，需要进一步检查者。

六、处理原则

1. 病因治疗，积极寻找病因，治疗原发病。
2. 排除器质性疾病后，注意心理治疗，转心理科门诊就诊。
3. 对症治疗，如吸氧等。

七、要点

1. 应鉴别肺源性、心源性呼吸困难。
2. 监测呼吸频率等基本生命体征，完善血气分析、心电图等检查。
3. 注意不要漏诊心因性呼吸困难。

（黄婧渝　王玉容）

第五节　胸　痛

一、定义

胸痛是临床上常见的症状，主要由胸部疾病所致，少数由其他疾病引起。胸痛的程度因个体痛阈的差异而不同，与疾病病情轻重程度不完全一致。

二、分类与病因

根据胸痛的危险程度分为致命性胸痛和非致命性胸痛。

常见病因：

1. 心血管疾病　急性冠脉综合征、心绞痛、心肌炎、急性肺栓塞、主动脉夹层、急性心包炎、心肌病。

2. 胸壁疾病　皮下蜂窝织炎、带状疱疹、肋软骨炎、肋间神经炎、肋骨骨折以及血液系统疾病所致骨痛、肌炎等。

3. 呼吸系统疾病　胸膜肿瘤、自发性气胸、肺炎、肺癌等。

4. 消化系统疾病　胃食管反流病、急性胰腺炎、胆囊炎、消化性溃疡和穿孔等。

5. 心理精神疾病　抑郁症、焦虑症、惊恐障碍等。

6. 其他　痛风、过度通气综合征、颈椎病等。

三、诊断策略

（一）病史采集

病史包括患者的性别、年龄等基本信息，胸痛的发病诱因、胸痛部位、疼痛性质、持续时间、加重与缓解因素、伴随症状、既往病史及家族史等。

（二）体格检查

1. 评估生命体征，观察有无颈静脉怒张、血管杂音、甲状腺肿大等。

2. 胸壁皮肤有无皮疹，局部肋骨有无压痛，胸廓活动是否受限等。

3. 肺部检查应注意肺部叩诊音，听诊注意有无异常呼吸音、干湿啰音、胸膜摩擦音等。

4. 心脏检查注意心界有无扩大、有无心脏杂音、心音遥远、心包摩擦音等及周围血管征。

5. 腹部有无腹肌紧张、压痛及反跳痛等。

（三）辅助检查

辅助检查包括心电图、实验室检查（血常规、心肌损伤标志物、肝肾功能、电解质）及胸部 X 线片等。

四、红旗征的识别

接诊胸痛患者应早期识别报警症状、准确评估风险，出现以下征象提示为高危胸痛，应紧急处理。

1. 神志模糊或意识丧失。

2. 面色苍白。

3. 大汗及四肢厥冷；低血压（血压＜90/60mmHg）。

4. 呼吸急促或困难；低氧血症（血氧饱和度＜90%）。

5. 持续剧烈胸痛，或伴有咯血、黑矇等症状。

五、转诊指征

胸痛患者存在以下情况时，应及时转诊。

1. 当生命体征不稳定、胸痛伴上述报警症状应及时转至上级医院。

2. 严重的胸部外伤或肋骨骨折，应立即止血、固定，尽快转诊。

3. 判断为致命性胸痛。

4. 病因诊断不明者。

六、处理原则

1. 尽快明确病因，针对性治疗基础疾病，如判断为张力性气胸、心肌梗死或主动脉夹层等致命性胸痛疾病应及时转至上级医院急诊处置。

2. 肋软骨炎、肋间神经痛者，可口服或局部应用消炎镇痛药物。

3. 胃食管反流病患者，可给予抑酸剂和促胃动力药物治疗。

4. 焦虑或抑郁症患者建议去心理科进一步诊治。

七、要点

1. 接诊胸痛患者时首先要排查严重疾病，尤其是致命性胸痛疾病。

2. 注意鉴别非心源性疾病如胃食管反流、精神疾病等引起的胸痛。

（梁莹莹　陈茂伟）

第六节 心 悸

一、定义

心悸是一种自觉心脏跳动的不适感或心慌感。

二、分类与病因

常见于各种原因引起的心脏搏动增强、心律失常及心脏神经官能症，可分为生理性和病理性。

1. 生理性 精神紧张、剧烈运动、饮酒或浓茶、妊娠等。

2. 病理性

（1）心血管疾病：心律失常、高血压心脏病、风湿性心瓣膜病、扩张型心肌病、肺源性心脏病、冠心病等。

（2）内分泌疾病：低血糖、甲状腺功能亢进、嗜铬细胞瘤、更年期综合征。

（3）精神心理疾病：焦虑、抑郁、惊恐发作、心脏神经官能症。

（4）药物或毒品作用：服用拟交感药物、血管扩张剂、抗胆碱能药等，停用 β 受体阻滞剂，摄入尼古丁、海洛因等毒品。

（5）其他疾病：发热、贫血、大量胸腔积液等。

三、诊断策略

具体诊断策略见图 4-1。

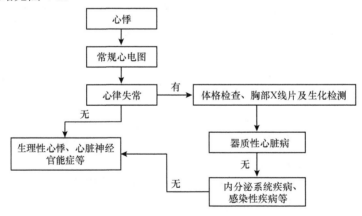

图 4-1 心悸诊断策略

四、红旗征的识别

针对有猝死家族史的心悸患者，如心悸发作时心电图提示室性心律失常等，应警惕恶性心律失常甚至猝死的发生。

五、转诊指征

心悸患者存在以下情况时，应及时转诊。

1. 重度贫血或器质性心脏病患者，对症处理后及时转诊。

2. 伴有眩晕、晕厥、呼吸困难、胸痛等危及生命的心悸患者。

3. 生命体征不稳定者，或心电图出现恶性心律失常等，应立即转至上级医院。

4. 心悸原因诊断不明者，需要进一步完善心脏彩色多普勒超声检查（彩超）、动态心电图、电生理检查等专科检查。

六、处理原则

1. 病因治疗　精神紧张、饮酒、喝浓茶、喝咖啡等生理性因素引起的心悸，建议改变生活方式和环境因素；对于病理性心悸，积极寻找病因，如纠正水、电解质紊乱，治疗甲状腺功能亢进，控制感染、降低体温，心脏神经官能症可予美托洛尔控制心室率，必要时进行心理干预治疗等。

2. 预防为主　做好心悸患者一级预防，减少尤其是心血管危险因素，包括戒烟、调脂、控制血压及血糖等。

七、要点

1. 心悸的病因分为生理性和病理性因素。

2. 心悸的预防建议针对危险因素进行控制。

（梁　鹏　陈茂伟）

第七节　腹　痛

一、定义

腹痛是临床常见的症状，多数由腹部脏器疾病引起，但腹腔外疾病和全身性疾病也可引起。腹痛的性质和程度，既受病变性质和病变严重程度影响，也受神经和心理因素影响。

二、分类与病因

腹痛可分为急性腹痛、慢性腹痛。

（一）急性腹痛的常见病因

1. 腹腔器官急性炎症　急性胃肠炎、急性胰腺炎、急性胆囊炎、急性阑尾炎等。

2. 空腔脏器阻塞　肠梗阻、肠套叠、胆道结石等。

3. 脏器扭转或破裂　肠扭转、卵巢扭转、黄体破裂、异位妊娠破裂等。

4. 腹膜炎症　腹膜炎。

5. 腹腔内血管阻塞　缺血性肠病、腹主动脉瘤、门静脉血栓形成等。

6. 腹壁疾病　带状疱疹、皮肤软组织感染等。

7. 胸腔疾病所致牵涉性痛　肺梗死、冠心病、急性心包炎、胸膜炎、胸椎结核等。

8. 全身性疾病　腹型过敏性紫癜、糖尿病酮症酸中毒等。

（二）慢性腹痛的常见病因

1. 腹腔脏器炎症　反流性食管炎、胃十二指肠溃疡、胆囊炎、胰腺炎、炎症性肠病等。

2. 空腔脏器的张力变化　胃肠痉挛或胆道运动障碍等。

3. 腹腔脏器的扭转或梗阻　肠扭转、肠梗阻。

4. 脏器包膜的牵张　肝淤血、肝炎、肝脓肿等。

5. 中毒与代谢障碍　铅中毒、尿毒症等。

6. 肿瘤压迫及浸润　以恶性肿瘤居多。

7. 胃肠神经功能紊乱　功能性胃肠病。

三、诊断策略

（一）病史

1. 腹痛部位、疼痛特点、加重及缓解因素、持续时间和伴随症状等。

2. 一般情况包括精神、饮食、大小便及体重改变。

3. 女性月经史。

4. 用药史如激素、抗凝药物、NSAID 及抗血小板药物等。

5. 既往史，手术及外伤史、胃肠道疾病史、泌尿系统疾病及妇科疾病等。

（二）体格检查

1. 生命体征　是否稳定。

2. 皮肤黏膜情况　有无黄疸、蜘蛛痣、贫血貌。

3. 腹部检查　有无压痛、异常包块，听诊肠鸣音。

4. 肛门直肠检查　必要时肛门指检。

5. 妇科检查　对于下腹痛的女性患者，必要时需要妇科检查。

四、红旗征的识别

以下为腹痛患者常见报警症状：

1. 大便失禁或急性排便异常。

2. 腹肌紧张且症状逐渐加重。

3. 面色苍白、乏力、出汗。

4. 便血、少尿。

5. 贫血。

6. 体重减轻。

7. 夜间疼痛或腹泻。

8. 呕吐宿食。

9. 发热。

10. 肛门停止排气、排便。

11. 腹部肿块。

五、转诊指征

腹痛患者出现以下情况，应及时转诊。

1. 腹痛原因在社区无法明确诊断的，应转诊上级医院进一步检查，尤其急性腹痛考虑可能为急性胰腺炎、肠梗阻、胃肠穿孔等的患者。

2. 治疗效果不好或需要手术治疗的腹痛患者。

3. 一般情况较差，伴休克以及水、电解质、酸碱平衡紊乱等的病情危重患者。

4. 功能性腹痛伴抑郁，社区处理后效果不明显者，可转精神病专科治疗。

六、处理原则

1. 未明确诊断前，严密观察病情变化。

2. 禁止滥用止痛药、泻药，尤其是吗啡、哌替啶等，禁止吞钡或灌肠。

3. 酌情予禁食、胃肠减压。

4. 必要时，抗感染及对症支持治疗。

5. 若出现休克征象，积极抗休克治疗。

七、要点

1. 为了避免掩盖病情，腹痛原因未明确之前尽量不用止痛药物。

2. 腹痛原因复杂，关键在于早期发现、明确诊断，积极治疗原发病能更快缓解腹痛，防治并发症。

（梁　鹏　陈茂伟）

第八节　便　秘

一、定义

便秘是指排便困难和（或）排便次数减少、粪便干硬。排便困难包括排便费力、排出困难、直肠堵塞感、排便费时及需要手法辅助排便。排便次数减少指每周排便少于 3 次。便秘时间大于 6 个月为慢性便秘。便秘在女性、儿童及老年人中多见。

二、分类与病因

影响结肠运动、肠道神经系统异常、造成肛门括约肌功能异常的病变都可引起便秘。

（一）原发性便秘（功能性）

食物中缺乏纤维素；排便习惯受干扰；长期使用泻药；长期卧床、年老体弱、营养不良、妊娠或分娩后肌张力减退、进食过少，造成直肠排便反射迟钝或消失。

（二）器质性便秘

1. 内分泌代谢疾病 糖尿病、甲状腺功能低下、甲状旁腺功能亢进、低钾血症等。

2. 直肠、肛门病变　痔疮、肛裂、直肠脱垂、直肠炎症等病变。

3. 神经系统疾病　帕金森病、脊髓损伤、自主神经病变等。

4. 结肠机械的梗阻　憩室以及结肠肿瘤、结肠粘连或肠外肿瘤压迫等。

（三）药物性便秘

长期使用吗啡类镇痛药、抗抑郁药、抗胆碱能药、钙通道阻滞剂、神经节阻断药、镇静剂等。

三、诊断策略

（一）病史采集

1. 判断是否为便秘　便秘为粪质干燥坚硬、排便不畅、正常排便频率丧失。部分人隔日甚至2～3日排便1次并无不适者，不能视为便秘。

2. 明确性质　原发性便秘应询问是否有一些影响排便的因素存在，如日常生活饮食习惯、排便习惯是否受干扰，有无使用泻药史等。继发性应进一步检查以明确有无结直肠及肛门病变，如有无炎症、肿瘤、肛裂、肠梗阻、肠粘连等，有无服用影响排便的药物，有无全身性疾病。

（二）体格检查

腹部有无压痛、有无异常肿块，有无肠型、蠕动波，肠鸣音是否正常，直肠指检可明确有无直肠肛门病变。女性患者必要时应进行妇科检查，注意有无子宫肌瘤、卵巢囊肿等。

（三）辅助检查

血常规、粪便常规及粪便隐血试验，电解质检查，血糖、甲状腺功能、肾功能检查等。腹部平片检查可了解有无肠梗阻、肠扭转等，必要时还可进一步行肠镜检查。

四、红旗征的识别

以下为便秘常见的预警症状，注意识别急危重症：便血、粪便隐血试验阳性、贫血、消瘦、腹痛持续加剧、腹部异常包块、发热、呕吐等。

五、转诊指征

便秘患者如出现以下情况，应及时转诊：
1. 经处理后腹痛仍无法改善或加重者。
2. 病因诊断不明者。
3. 疑有胃肠道恶性肿瘤患者。
4. 疑肠梗阻需要外科干预者。
5. 难治性便秘患者。
6. 严重精神心理障碍者。

六、治疗原则

便秘的治疗包括非药物治疗和药物治疗。

（一）非药物治疗

1. 增加食物中纤维素的摄取，多饮水。
2. 适当运动，减少卧床时间。
3. 适当排便训练，调整可能引起便秘的不良生活方式，鼓励患者养成规律的排便习惯，尽量减少泻药的使用。

（二）药物治疗

可给予泻药，应根据病情合理选用泻药：
1. 粪便干结、无力排便者，选润滑性泻药（如液状石蜡）或刺激性泻药（如番泻叶、大黄苏打片等）。
2. 粪块嵌塞者，选用肥皂水灌肠，或开塞露通便。
3. 对于继发性便秘者，应针对病因进行治疗。

七、要点

1. 疑似肿瘤等原因引起便秘的患者，应酌情及时完善肠镜检查。
2. 便秘应针对病因治疗，老年患者避免滥用导泻药。

（梁莹莹　陈一平）

第九节　呕　吐

一、定义

呕吐可将有害物质从胃内排出，从而起到保护作用，但持久而剧烈的呕吐，可引起水、电解质紊乱、代谢性碱中毒及营养不良等，有时甚至发生食管–贲门黏膜撕裂综合征（马洛里–魏斯综合征）。

二、分类与病因

（一）反射性呕吐

反射性呕吐可见于咽部刺激，胃肠道，肝、胆、胰与腹膜疾病，来自胃肠道外的刺激，如休克、青光眼、肾绞痛、酮症酸中毒等。

（二）中枢性呕吐

中枢神经系统感染、脑血管病、颅内高压、偏头痛、颅脑外伤等，以及药物或化学毒物的作用。

（三）神经官能性呕吐

胃肠神经官能症、癔症、周期性呕吐综合征。

（四）前庭功能性呕吐

迷路炎、梅尼埃病、良性位置性眩晕。

三、诊断策略

（一）病史采集

1. 与进食的关系 饭后即吐；餐后较长时间呕吐；或数餐后呕吐。

2. 出现的时间 晨起恶心与干呕；夜间恶心、呕吐。

3. 表现特点 先有恶心，然后出现呕吐；无恶心或轻微恶心；喷射状呕吐等。

4. 呕吐物性质 呕吐物是否含有未消化食物、宿食；有无蛔虫、胆石或吞入的异物。

5. 伴随症状 腹痛、头痛、眩晕等。

6. 诱发因素 近期有无不洁饮食史，服用刺激胃黏膜的药物史，既往有无胃肠疾病、高血压、慢性肝肾疾病、糖尿病及腹部手术史。

7. 其他 呕吐但全身情况良好者，需要考虑精神性呕吐，应注意询问精神心理情况；原因不明的恶心呕吐，还应警惕药物性因素，详细询问药物服用史。

（二）体格检查

1. 一般检查 体温、血压、脉搏等生命体征，有无脱水、贫血、黄疸、营养不良、精神和神志改变等。

2. 胸、腹部查体 应注意有无心肌梗死、充血性心力衰竭和心包炎的体征，有无胃肠型和蠕动波，有无肝脾大、腹部包块、腹部压痛，是否能闻及振水音，肠鸣音是否正常等。

3. 神经系统 观察瞳孔大小，有无眼球震颤、颈项强直、视盘水肿、运动与感觉障碍、脑膜刺激征等。

4. 耳鼻喉 注意外耳道有无溢液、溢脓，有无鼻后滴液等。

（三）辅助检查

1. 实验室检查 血常规、血糖、肝功能、肾功能、电解质、血尿淀粉酶、妊娠试验、尿葡萄糖、尿酮体、呕吐物、脑脊液和毒物分析检查等。

2. 影像学检查 腹部平片、腹部彩超、颅脑 CT 及 MRI 等。

3. 其他检查 内镜、心电图、脑电图和心理评估等。

四、红旗征的识别

呕吐患者的报警症状包括：

1. 呕吐物异常，如泡沫样分泌物（有机磷农药中毒）、咖啡样胃内容物、宿食。

2. 喷射样呕吐。

3. 伴有头痛、发热、意识障碍、停止排气排便、剧烈腹痛。

五、转诊指征

呕吐患者如出现以下情况，应及时转诊。

1. 中枢性呕吐。
2. 伴有肠梗阻、腹膜刺激征者。
3. 呕吐原因诊断困难者。
4. 呕吐严重，引起严重脱水、电解质紊乱、酸碱平衡失调者。

六、治疗原则

（一）一般处理

呕吐易发生误吸，应抬高床位、头侧位。

（二）补液

严重呕吐常伴有低钾、低镁、循环血容量不足和代谢性碱中毒，需要及时补液，纠正水、电解质及酸碱失衡。需要注意的是，患者实际体液丢失量可能远比呕吐量多（如肠梗阻和胰腺炎）。

（三）对症止吐

甲氧氯普胺、昂丹司琼、冬眠合剂等止吐药物。

（四）治疗原发病

应极治疗原发病。

七、要点

1. 呕吐的量、性质、气味有助于病因诊断。
2. 严重呕吐患者注意纠正水、电解质紊乱。

（周毅江　陈一平）

第十节　腹　　泻

一、定义

（一）急性腹泻

急性腹泻指每天排便 3 次或 3 次以上，总量超过 250g，持续时间不超过 4 周的腹泻。

（二）慢性腹泻

慢性腹泻为超过 4 周或长期反复发作的腹泻。
根据病理生理机制，分为渗透性腹泻、分泌性腹泻、渗出性腹泻、动力异常性腹泻。

二、病因

（一）急性腹泻

急性腹泻常见于肠道疾病、急性中毒、全身性感染等。

（二）慢性腹泻

1. 消化系统疾病 胃部疾病、肠道感染（肠结核等）、炎症性肠病（克罗恩病等）、肠道肿瘤、胰腺疾病、肝胆疾病等。

2. 全身性疾病 内分泌及代谢障碍疾病、自身免疫性疾病、自主神经功能紊乱等。

三、诊断策略

（一）病史采集

1. 起病及病程 急性腹泻起病急骤，病程较短，急性感染性腹泻常有不洁饮食史，慢性腹泻则相反。

2. 腹泻次数及粪便性质 急性腹泻每天排便数次甚至数十次，多呈糊状或水样便，少数为脓血便。慢性腹泻表现为每天排便次数增多，可为稀便，亦可带黏液脓血。

3. 与腹痛的关系 急性腹泻常有腹痛，以感染性腹泻较为明显。小肠疾病的腹泻，疼痛常在脐周，便后腹痛缓解不明显。结肠病变疼痛多位于下腹，便后疼痛常缓解。

4. 伴随症状 可伴发热、里急后重、明显消瘦、皮疹、皮下出血、腹部包块、重度失水、关节痛、关节肿胀等。

（二）体格检查

1. 评估脱水程度
（1）无脱水：意识正常，无眼球凹陷，皮肤弹性好，无口干。
（2）轻度脱水：脉搏加快，烦躁，眼球凹陷，皮肤弹性差，口干。
（3）严重脱水：血压下降或休克，嗜睡或倦怠，眼球凹陷，少尿或无尿。
2. 腹部体征 有无压痛，包块，肠鸣音是否正常。
3. 指检 必要时行肛门及直肠指检。

（三）辅助检查

血常规、血生化检查了解有无贫血、白细胞增多、有无电解质紊乱等情况。大便检查是明确急、慢性腹泻病因的最重要步骤之一。X线检查、内镜检查、超声检查、选择性血管造影检查均有助于明确诊断。

腹泻的诊断策略见图 4-2。

四、红旗征的识别

腹泻患者如出现血便、消瘦、贫血等报警症状时，应警惕肿瘤疾病。

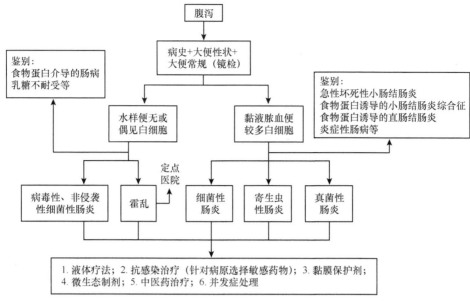

图 4-2　腹泻的诊断策略

五、转诊指征

腹泻患者出现以下情况，应及时转诊。

1. 出现剧烈腹痛或腹泻症状经治疗无好转或加重，及其他在社区无法处理的情况。

2. 腹泻原因诊断不明者。

3. 腹泻病因考虑为肠道肿瘤需要手术治疗者。

4. 严重肠道感染，如霍乱、急性胃肠炎，腹泻量大，导致水、电解质紊乱，酸碱失衡，出现休克者。

六、处理原则

（一）急性腹泻

1. 饮食治疗　绝大多数未发生脱水的腹泻病患者可通过进食补充丢失的水分、电解质和能量。

2. 补液治疗　轻度脱水患者及无临床脱水证据的腹泻患者也可正常饮水，同时适当予以口服补液盐治疗，严重者予静脉补液治疗。

3. 止泻治疗　根据腹泻病因，分别予以肠黏膜保护剂和吸附剂、益生菌、抑制肠道分泌剂、肠动力抑制剂等。

4. 抗感染治疗　根据感染病原微生物种类及抗生素应用原则合理使用抗生素。

5. 转诊　对符合转诊指证的患者及时转诊至上级医院。

（二）慢性腹泻

1. 病因治疗　感染性腹泻需要针对病原体进行治疗。过敏或药物相关性腹泻应避免接触过敏原和停用有关药物。

2. 对症治疗　纠正水、电解质紊乱和酸碱平衡失调；肠内或肠外营养支持治疗；酌情使用止泻药。

3. 转诊　对病因不明或者治疗效果不佳的慢性腹泻，及时转诊至专科治疗。

七、要点

1. 急性腹泻患者需要注意询问近期有无旅游史、聚餐史、脂肪餐史、用药史等。
2. 对于慢性腹泻患者，详细询问病史和细致的体格检查，对诊断和鉴别诊断至关重要。
3. 体格检查注意患者的腹部、肛门及直肠检查。
4. 不能忽视患者的心理疾病引起的神经功能性腹泻。
5. 留意家族遗传性疾病和社区聚集性疾病。

（梁　鹏　周凤丽）

第十一节　腰　腿　痛

一、定义

腰腿痛表现为下腰、腰骶、骶髂、臀部等处的疼痛，可伴有一侧或两侧下肢痛、马尾神经症状。

二、病因

1. 退行性病变　①腰肌劳损；②骨质增生；③骨质疏松；④腰椎间盘突出；⑤腰椎管狭窄；⑥弥漫性特发性骨肥厚；⑦髂骨致密性骨炎。

2. 外伤性　椎体压缩性骨折。

3. 结缔组织病　①血清阴性脊柱关节病（如强直性脊柱炎等）；②类风湿性关节炎。

4. 感染性　①脊柱结核；②骨髓炎。

5. 肿瘤　①椎管肿瘤；②原发性骨肿瘤；③转移性骨肿瘤（膀胱癌、肾癌、乳腺癌、前列腺癌、肺癌等）。

6. 其他系统疾病所致　①尿路感染；②盆腔炎；③妊娠期及产后下腰痛。

7. 心理因素　精神心理性。

三、诊断策略

具体诊断策略见图 4-3。

四、红旗征的识别

接诊腰腿痛患者应早期识别报警症状、准确评估风险，注意严重疾病的征象红旗征。

1. 恶性肿瘤　年龄＞50 岁，免疫抑制状态，既往肿瘤病史，无法解释的体重下降，疼痛持续存在镇痛治疗效果不好等。

2. 感染性疾病　发热，既往结核或结核接触史，肺内结核灶，盗汗乏力，脊柱手术假体置入等。

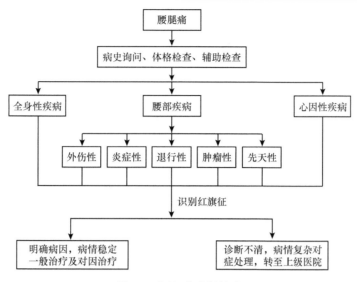

图 4-3 腰腿痛诊断策略

3. 压缩性骨折 糖皮质激素使用，年龄＞70 岁，骨质疏松病史等。

4. 强直性脊柱炎 年轻男性，晨僵，家族史等。

五、转诊指征

1. 诊断不明者需要及时转诊。

2. 疑有脊椎结核或肿瘤时。

3. 严重的腰椎间盘突出患者。

4. 严重全身性疾病引起的腰腿痛。

六、处理原则

1. 一般治疗

（1）纠正日常错误坐姿，腰肌锻炼。

（2）卧床休息、减少弯腰。

（3）牵引、理疗、推拿和按摩。

（4）适当使用 NSAID、镇痛药。

（5）骶管内注射。

2. 病情严重、诊断不明确、疗效不佳或需要手术治疗者，及时转诊至上级医院或专科医院。

七、要点

1. 与姿势有关的腰部疼痛，运动和坐立加剧，平躺缓解者是由于脊椎功能障碍，尤其是因某个椎间盘破裂引起。

2. 普通 X 线检查的诊断价值有限，尤其是对于年轻的椎间盘突出患者，X 线检查可能显示是正常的。

3. 如果腰部疼痛持续，在夜间卧床休息时疼痛加重，考虑恶性疾病、抑郁性疾病或其他全身性疾病。

 4. 不能忽视心因性疾病所致的慢性腰腿痛。

 5. 留意家族遗传性疾病。

（周凤丽 张剑锋）

第十二节　血　　尿

一、概述

 1. 定义 血尿是指尿液中混有红细胞的异常状态。

 2. 分类 按程度可分为镜下血尿和肉眼血尿；按来源可分为肾小球性血尿和非肾小球性血尿；按症状可分为症状性血尿和无症状性血尿；按持续时间可分为一过性血尿、间歇性血尿和持续性血尿。

 3. 常见病因 包括肾小球疾病、尿路感染、泌尿系统肿瘤、尿路结石、前列腺增生性疾病、全身性疾病等。

二、诊疗策略

 血尿的诊疗策略具体见图4-4。

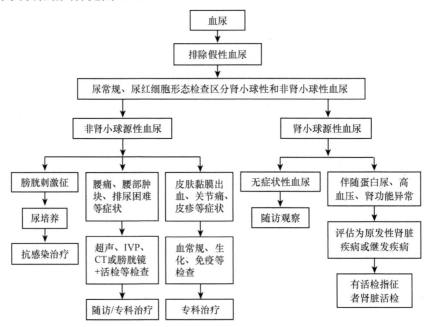

图4-4　血尿的诊疗策略

三、转诊指征

 1. 反复发作的血尿，诊断不明者。

 2. 怀疑泌尿系统恶性肿瘤者。

3. 尿路结石较大并伴尿路梗阻。

4. 怀疑肾小球性血尿。

5. 全身性疾病所致的血尿。

四、处理原则

1. 尿路感染　选择有效抗生素；对于反复发作的感染，有条件的先行中段尿培养，根据药物敏感试验结果选择敏感抗生素。

2. 尿路结石　对症止痛治疗；对于合并尿路感染者，可选择敏感的抗生素治疗；对于较小的结石，可口服排石冲剂，配合饮水及运动，促进结石排出。

3. 肾小球疾病　卧床休息；低盐优质低蛋白饮食；少尿者应限制液体入量；经限水及限盐后仍水肿明显者，可适当利尿治疗；经利尿治疗后血压仍高者应加用降压药物，通常选择ACEI 及 ARB；有感染者需要使用抗生素治疗，首选青霉素，青霉素过敏者可用林可霉素。

4. 前列腺增生　口服药物治疗，必要时转诊手术治疗。

5. 药物引起的血尿　立即停用相关药物。

6. 运动性血尿　停止运动并休息。

7. 转诊　符合转诊指征的，及时转诊至上级医院或专科医院。

五、要点

1. 对血尿患者要详细询问病史，进行详细的体格检查，选择合适的辅助检查，尽早明确病因，针对病因治疗。

2. 全程注意心理辅导和安慰。

3. 留意家族遗传性疾病和社区聚集性疾病（如流行性出血热等）。

（周凤丽　张剑锋）

第十三节　头　痛

一、定义

头痛指眉弓、耳轮上缘、枕外隆突连线以上部位的疼痛。

二、分类与病因

根据国际头痛疾病分类，将头痛分为原发性头痛，继发性头痛、痛性脑神经病、其他面痛和头痛。

1. 原发性头痛　偏头痛、丛集性头痛及紧张性头痛。

2. 继发性头痛　颅内病变、颅脑外伤、耳鼻喉头颈外科疾病、精神疾病以及高血压等全身性疾病。

3. 痛性脑神经病、其他面痛和头痛　三叉神经痛、枕神经痛等。

三、诊断策略

具体诊断策略见图 4-5。

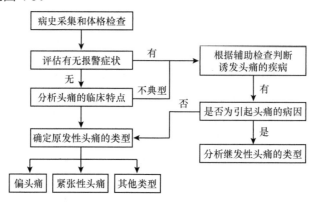

图 4-5　头痛的诊断策略

四、红旗征的识别

为识别急、危重头痛，以便及时诊治，应警惕下列症状。

1. 突然起病。
2. 伴发热或喷射性呕吐。
3. 出现意识模糊。
4. 使人虚脱的严重疼痛。
5. 咳嗽、打喷嚏或身体弯曲时疼痛加重。
6. 晨起疼痛最严重。
7. 年轻肥胖的女性、伴有药物依赖。
8. 老年人的新发头痛。
9. 伴有神经和视觉症状或体征，如人格改变、视物模糊。

五、转诊指征

1. 当患者出现颅内压增高表现如呕吐、意识障碍时，应立即转诊。
2. 存在较多基础疾病如心力衰竭、肾功能不全、中毒等。
3. 可疑存在颅脑外伤、颅内感染、颅内占位、严重的脑血管疾病者需要及时转诊。
4. 头痛无法明确诊断者，或提示继发性头痛可能，应转至上级医院进一步检查。

六、处理原则

1. 病因治疗　积极寻找病因，治疗原发病，偏头痛患者可服用麦角胺咖啡因以缓解疼痛；紧张性头痛者酌情使用镇静剂，焦虑症患者可用抗焦虑药物。

2. 预防诱发因素　避免劳累、寒冷、饮酒、喝咖啡、喝浓茶，注意休息，保持心态积极乐观，可适度运动锻炼。

3. 对症治疗　镇痛治疗，常见有 NSAID 如阿司匹林、对乙酰氨基酚等，应注意胃肠道不良反应，中成药如天舒胶囊等。

七、要点

1. 临床中头痛病因的鉴别要点首先要区分原发性头痛和继发性头痛。
2. 识别急、危重症疾病。
3. 对于慢性头痛患者，不能忽视心因性疾病所致。
4. 留意家族遗传性疾病和社区聚集性疾病。

（周凤丽　张剑锋）

第十四节　头　晕

一、定义

头晕指空间定向能力受损或障碍的感觉，没有运动的虚假或扭曲的感觉。

二、病因

常见引起头晕的病因如下：

1. 神经系统疾病　缺血性脑血管疾病（短暂性脑缺血发作、脑梗死、脑动脉盗血综合征、慢性脑缺血）、肿瘤、脑干或小脑感染、多发性硬化、偏头痛性眩晕、癫痫性眩晕、颅脑外伤等。

2. 心血管疾病　高血压（血压骤然升高）、直立性低血压、各类心律失常。

3. 耳源性疾病　梅尼埃病（良性阵发性眩晕）、前庭神经炎、迷路炎等。

4. 颈椎疾病　颈椎病变致椎管狭窄、椎动脉受压引起头晕。

5. 内分泌疾病　低血糖，甲状腺疾病，水、电解质紊乱。

6. 血液系统疾病　贫血、红细胞增多症、白血病等。

7. 心理精神疾病　焦虑症、抑郁症、过度换气综合征等。

8. 其他因素　药物引起（抗癫痫药、镇静药等）、青光眼、鼻窦炎等。

三、诊断策略

1. 病史采集　首要鉴别头晕的特点，是眩晕、头昏，还是失平衡，详细了解头晕发作的缓急、诱因（如激动、惊恐、疼痛、体位）、缓解方式、用药史（如抗癫痫药、镇静药等）、基础疾病（如高血压）及外伤史。

2. 体格检查　测量立卧位血压，排除直立性低血压；检查有无眼球震颤、视野缺损；伸舌、咽腭弓上抬、咽反射是否正常以判断有无脑卒中，是否存在心脏听诊了解有无心律失常；听力检测、前庭系统相关检查可以协助排除耳鼻喉科疾病；脊柱检查有助于了解有无椎体疾病等；神经系统查体包括伸舌、咽腭弓上抬、咽反射、感觉、肌力、共济失调检查等。

3. 辅助检查　血糖测定有无低血糖发作；血常规检测了解患者有无贫血；心电图排除有

无心律失常；颈椎 X 线评估有无颈椎病变；椎动脉过伸过屈试验评估是否存在颈源性头晕。

四、红旗征的识别

头晕患者出现吞咽障碍、构音障碍、口角歪斜、肢体乏力、偏身感觉障碍等局灶性脑损害的症状和体征，应警惕急性脑卒中。

五、转诊指征

患者出现以下情况应及时转诊：

1. 急性脑血管疾病引起的头晕，稳定生命体征后转上级医院。
2. 头晕患者存在缓慢性心律失常。
3. 焦虑、抑郁等心理精神疾病引起的头晕。
4. 头晕发作持续无缓解，无法明确病因者。

六、处理原则

1. 一般治疗　注意休息，避免激动、精神刺激，发作期防止摔倒、跌伤。

2. 病因治疗

（1）药物引起的头晕，应停用药物或更换其他药物。

（2）贫血引起的头晕应纠正贫血，进一步寻找贫血原因。

（3）针对基础疾病如高血压、糖尿病以及脑血管疾病的患者，应控制血压、避免低血糖发作、坚持脑血管疾病二级预防用药。

（4）对于心理精神疾病患者，加强心理干预，适当使用药物。

七、要点

头晕常见病因主要分为中枢性和周围性疾病，要注意头昏与眩晕的鉴别。

（冼俊芳　黄　莉）

第十五节　水　　肿

一、定义

水肿是指人体组织间隙有过多的液体积聚使组织肿胀。

二、分类与病因

常见水肿病因分类如下：

1. 全身性水肿　心源性水肿、肾源性水肿、肝源性水肿、营养不良性水肿、黏液性水肿、经前期紧张综合征、药物反应、特发性水肿。

2. 局部性水肿　局部炎症，静脉阻塞或静脉功能不全，淋巴水肿，血管神经性水肿。

三、诊断策略

1. 病史采集

（1）发病年龄，诱因和前驱症状，昼夜规律、周期性或持续性。

（2）水肿性质：包括首发部位，发展顺序，全身性或局限性，凹陷性或非凹陷性，与体位变动关系等。

（3）伴随症状：包括咳嗽、咳痰，呼吸困难，乏力、纳差，全身皮肤黄染，血压升高，怕热烦躁或怕冷懒言、少尿或泡沫尿等。

（4）既往病史及用药史。

2. 体格检查

（1）一般情况：营养状态，体重，生命体征，皮肤及巩膜颜色，颈静脉是否怒张、有无蜘蛛痣，肝掌等。

（2）肺部查体：呼吸频率、语音震颤、呼吸音、啰音。

（3）心脏查体：心界有无扩大，心尖冲动，心律，心音与心脏瓣膜区杂音。

（4）腹部查体：有无腹壁静脉曲张，肝脾大，腹水征等。

（5）水肿的部位、范围，有无红肿热痛。

3. 辅助检查

（1）常规检查：血尿常规、粪便隐血、肝肾功能、电解质、血脂、甲状腺功能等。

（2）影像学检查：胸部 X 线片、腹部、泌尿系统、相应血管、心脏彩超等。

（3）特殊筛查：脑钠肽前体（proBNP）、D-二聚体、自身抗体检测及肾上腺皮质功能、卧立位水试验等。

四、红旗征的识别

水肿患者如出现以下症状，应注意识别急、危重疾病。

1. 与药物有关的急性过敏反应。

2. 伴胸部不适、呼吸急促、端坐呼吸或夜间阵发性呼吸困难。

3. 伴意识丧失（晕厥）。

4. 伴浆膜腔积液（腹水、胸腔积液或心包积液）。

5. 伴久坐不动或长期卧床、吸烟、血栓等病史，以及使用口服避孕药。

五、转诊指征

当患者存在以下情况时，应及时转诊：

1. 严重的心力衰竭，治疗后呼吸困难无好转。

2. 肝硬化患者出现严重水肿、腹水或出现肝性脑病。

3. 肾源性水肿，肾衰竭。

4. 水肿考虑为肿瘤性、血栓性疾病引起。

5. 水肿原因不明。

六、处理原则

1. 病因治疗 积极寻找病因，治疗原发病。

2. 一般治疗　下肢水肿患者应抬高患肢；限制液体入量、限盐等治疗。

3. 对症治疗　利尿消肿，利尿剂使用原则为联合、交替、间断，长期应用利尿剂应注意防治水、电解质紊乱。

七、要点

1. 水肿首先要积极寻找病因，明确诊断。

2. 结缔组织疾病引起的水肿易被忽略，如系统性红斑狼疮、多发性肌炎、皮肌炎、干燥综合征可引起面部、眶周或手部水肿，硬肿症常累及颈后，系统性硬化累及头部。

3. 常见引起水肿的药物有 NSAID、ACEI 或 ARB、雌激素、噻唑烷二酮类药物、钙通道阻滞剂等。

（冼俊芳　黄　莉）

第十六节　体重减轻

一、定义

体重减轻是指某种因素或疾病导致体重较正常体重标准下降 10% 以上，或体重在 6 个月内减轻达到原来体重的 5% 以上时，即为临床上的体重减轻。

二、病因

（一）非器质性体重减轻

非器质性体重减轻病因包括健康节食、易饥症、厌食症。

（二）器质性体重减轻

器质性体重减轻病因包括恶性肿瘤，精神疾病（抑郁、进食障碍），消化道疾病（消化道溃疡、吸收不良、炎症性肠病等），慢性感染性疾病（HIV、结核、病毒性肝炎、寄生虫感染等），内分泌疾病（甲状腺功能亢进、糖尿病、肾上腺功能减退等），晚期慢性病（心力衰竭、慢性阻塞性肺疾病、结缔组织病等），神经系统疾病（脑卒中、帕金森病、肌萎缩侧索硬化症等），物质滥用（烟酒、毒品等）。

三、诊断策略

具体诊断策略见图 4-6。

四、红旗征的识别

体重减轻常见报警症状：

1. 显著性体重减轻，恶性疾病，饮食紊乱、电解质失调，致死性心律失常，伴明显精神症状，严重性精神疾病，伴发热、寒战或盗汗。

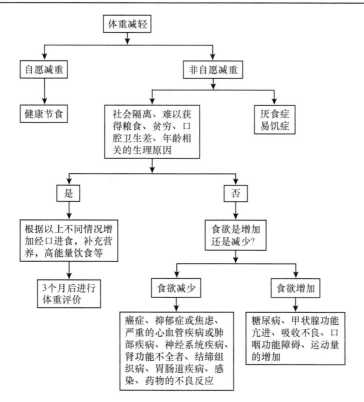

图 4-6 体重减轻的诊断策略

2. 伴腹痛、便中带血或吞咽困难。

五、转诊指征

患者出现以下情况时，应及时转诊：
1. 不能解释体重减轻，尤其怀疑恶性肿瘤者。
2. 经规范治疗无效者。
3. 伴有严重并发症或合并严重疾病者。
4. 严重心理障碍的体重减轻者。

六、处理原则

1. 寻求病因，治疗原发病。
2. 营养支持，摄入足够热量：补充糖类、蛋白质、维生素等。
3. 调整膳食结构，避免过量刺激性食物，忌烟酒等。

七、要点

1. 中老年患者不明原因体重减轻常见于糖尿病、甲状腺功能亢进，但需要警惕恶性肿瘤。
2. 重视非药物治疗，如心理疏导、指导合理饮食及生活方式。

（蒋红双 冼俊芳）

第五章 全科医学实践基本技能

第一节 全科医学科接诊流程

一、接诊对象

全科医师接诊对象主要分为三类：临时性健康问题居民、慢性非传染性疾病患者、急危重症患者。

二、接诊流程

全科医学科接诊流程具体见图 5-1。

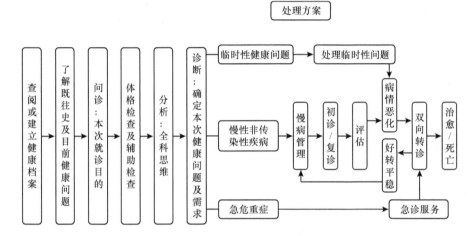

图 5-1 全科医学科接诊流程

三、接诊内容

（一）接诊前准备

1. 接诊环境要求 宽敞、明亮、清洁、温度和湿度适宜。

2. 接诊医师要求 仪表端庄整洁、语言规范文明。

3. 备齐接诊用品 听诊器、血压计、手电筒、叩诊锤、检眼镜、鼻镜、检耳镜等。

（二）接诊过程

1. 问诊

（1）问诊内容

1）自我介绍，问候患者，核对基本信息。

2）询问患者的就诊目的、需求，明确主诉。

3）简要询问主要症状的起始和持续时间、诱因、症状的性质和程度、加重及缓解因素、伴随症状、诊疗经过、具有鉴别诊断意义的阴性或阳性症状及病史。

4）询问疾病相关的一般状况，如精神、食欲、睡眠、体重等。

5）询问既往史：与此次就诊相关的或可能影响到疾病诊断和治疗的其他重要基础疾病史及主要诊疗史，如糖尿病、高血压、结核病及用药史等。

6）询问药物食物过敏史。

7）询问与此次诊疗有关的个人史、婚育史、月经史及家族史等。

生活习惯：饮食情况、运动强度、烟酒嗜好、心理问题、睡眠情况、遵医嘱情况、大小便、体重变化等。

心理社会因素：详细了解可能影响病程及疗效的个人心理、社会和环境因素，包括家庭情况、工作环境、经济状况、工作或失业状况及文化程度等。

8）慢性病患者复诊询问主要包括：目前病情是否稳定、用药情况、药物不良反应及副作用、是否出现新的并发症、遵医行为、医保问题、心理问题、是否存在家庭问题等。

9）急危重症患者问诊：包括对神志清楚患者和昏迷患者的问诊。

神志清楚患者：采取快速、简单、有效的封闭式问诊，有时需要大声呼唤问诊，重点询问就诊原因，立即判断病情，紧急处理，同时转上级医院。

昏迷患者：快速判断生命体征，立即给予院前处理、转诊。

（2）问诊注意事项

1）关注社会心理问题，可以与患者共情并理解和尊重患者。

2）多用开放式问题获取患者信息。

3）问诊过程中注意保护患者的隐私。

4）小结并与患者或家属核实问诊内容。

2. 查体

（1）查体位置：如患者为卧位，全科医师应位于患者右侧。

（2）检查顺序：从头、颈、胸、腹、脊柱、四肢、肛门、生殖器、神经系统，避免不必要的重复或遗漏。

（3）内容：检查的内容要全面系统。

1）基本生命体征检查：血压、脉搏、呼吸、体温（必要时身高、体重、腹围）。

2）根据患者临时性问题、慢性病、急危重症做相应的重点检查。

复诊慢性病患者：按照慢性病规范管理的监测内容进行重点检查。

急危重症患者：快速检查和处理，并密切观察生命体征，评估危险度，及时转诊。

3. 确定实验室及其他辅助检查　归纳病史及查体结果，与患者沟通，根据患者存在的问题，确定必要的实验室检查、辅助检查。

4. 评估

（1）全面分析病情，根据病史、查体、辅助检查结果，确定诊断及目前存在的健康问题。诊断：疾病名称应按照国际疾病分类（ICD10）正确书写，未分化问题可按照 ICPC 书写。

（2）目前存在的健康问题

1）目前疾病状态评估，控制目标的达标情况。

2）慢性病的并发症情况（有、无或目前不详）。

3）存在的危险因素，尤其是可改变的危险因素。

4）综合以上三条的评估结果，对疾病预后的影响做出综合评价。

（3）诊断模式（莫塔全科医学安全诊断策略）

1）导致这种症状或体征的常见病有哪些？

2）有什么重要的不能被忽略的疾病吗？

3）有什么容易被遗漏的疾病吗？

4）患者存在多个症状是否有不容易被识别的疾病？

5）患者是不是还有什么话没有说？

5. 制订诊疗计划

（1）临时性健康问题患者

1）诊断明确者对症治疗。

2）诊断不明确或初期未分化疾病，制订进一步检查方案或转诊计划。

（2）慢性病患者

1）初次诊断时根据病情，制订治疗方案。

2）复诊且病情平稳，维持原治疗方案。

3）复诊但病情不平稳，针对原因制订新治疗方案，包括药物、非药物治疗计划。

（3）个性化健康教育

1）针对患者存在的健康问题，给予相应的指导、答疑、心理支持等；告知患者用药注意事项、不良反应及监测内容、沟通疾病控制情况及连续性治疗目标等。

2）非药物治疗方法，帮助患者纠正不良的生活方式，指导患者实施自我照顾和自我管理。

3）对于老年人健康指导，可给予纸质健康教育处方。

4）沟通障碍患者，对家属进行健康教育及指导。

（4）预约下次就诊时间或交代如出现病情变化立即随诊。

（5）完成接诊记录（全科诊疗首次记录或随诊记录）。

（何　丹　冼俊芳）

第二节　居民健康档案管理服务规范

一、服务对象

辖区内常住居民（指居住半年以上的户籍及非户籍居民），以 0～6 岁儿童、孕产妇、老年人、慢性病患者、严重精神障碍患者和肺结核患者等人群为重点。

二、服务内容

（一）居民健康档案的内容

居民健康档案内容包括个人基本信息、健康体检、重点人群健康管理记录和其他医疗卫生服务记录。

1. 个人基本信息　包括姓名、性别等基础信息和既往史、家族史等基本健康信息。

2. 健康体检　包括一般健康检查、生活方式、健康状况及其疾病用药情况、健康评价等。

3. 重点人群健康管理记录　包括国家基本公共卫生服务项目要求的0～6岁儿童、孕产妇、老年人、慢性病、严重精神障碍和肺结核患者等各类重点人群的健康管理记录。

4. 其他医疗卫生服务记录　包括上述记录之外的其他接诊、转诊、会诊记录等。

（二）居民健康档案的建立

1. 建立居民健康档案，根据其主要健康问题和服务提供情况填写相应记录，为其填写并发放居民健康档案信息卡。通过入户服务（调查）、疾病筛查、健康体检等多种方式为居民建立健康档案。

2. 已建立电子健康档案的居民，按照标准规范上传至区域人口健康卫生信息平台。

3. 居民电子健康档案的数据存放在电子健康档案数据中心。

（三）居民健康档案的使用

1. 居民复诊时，在调取其健康档案后，由接诊医师根据复诊情况，及时更新、补充相应记录内容。

2. 入户开展医疗卫生服务时，应事先查阅服务对象的健康档案并携带相应表单，在服务过程中记录、补充相应内容。已建立电子健康档案信息系统的机构应同时更新电子健康档案。

3. 对于需要转诊、会诊的服务对象，由接诊医师填写转诊、会诊记录。

4. 所有的服务记录由责任医务人员或档案管理人员统一汇总、及时归档。

（四）居民健康档案的终止和保存

1. 居民健康档案的终止缘由包括死亡、迁出、失访等，均需要记录日期。对于迁出辖区的还要记录迁往地点的基本情况、档案交接记录等。

2. 纸质和电子健康档案，由健康档案管理单位（即居民死亡或失访前管理其健康档案的单位）参照现有规定中的病历的保存年限、方式负责保存。

三、服务流程

1. 确定建档对象流程图（图5-2）。

2. 居民健康档案管理流程图（图5-3）。

四、服务要求

1. 乡镇卫生院、村卫生室、社区卫生服务中心（站）负责首次建立居民健康档案、更新信息、保存档案；其他医疗卫生机构负责将相关医疗卫生服务信息及时汇总、更新至健康档案；各级卫生计生行政部门负责健康档案的监督与管理。

2. 健康档案的建立要遵循自愿与引导相结合的原则，在使用过程中要注意保护服务对象的个人隐私，建立电子健康档案的地区，要注意保护信息系统的数据安全。

3. 乡镇卫生院、村卫生室、社区卫生服务中心（站）应通过多种信息采集方式建立居民健康档案，及时更新健康档案信息。已建立电子健康档案的地区应保证居民接受医疗卫生服务的信息能汇总到电子健康档案中，保持资料的连续性。

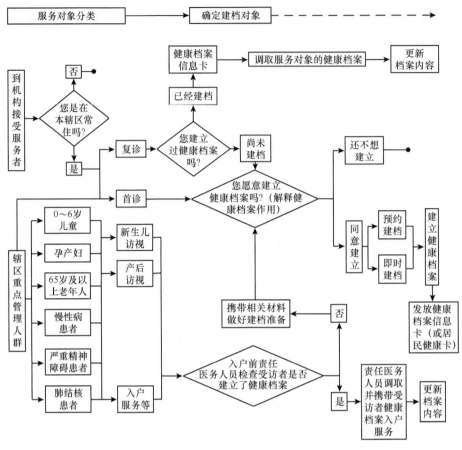

图 5-2　确定建档对象流程图

4. 统一为居民健康档案进行编码，采用 17 位编码制，以国家统一的行政区划编码为基础，以村（居）委会为单位，编制居民健康档案唯一编码。同时将建档居民的身份证号作为身份识别码，为在信息平台上实现资源共享奠定基础。

5. 按照国家有关专项服务规范要求记录相关内容，记录内容应齐全完整、真实准确、书写规范、基础内容无缺失。各类检查报告单据和转、会诊的相关记录应粘贴留存归档，如果服务对象需要可提供副本。已建立电子版化验和检查报告单据的机构，化验及检查的报告单据交居民留存。

6. 健康档案管理要具有必需的档案保管设施设备，按照防盗、防晒、防高温、防火、防潮、防尘、防鼠和防虫等要求妥善保管健康档案，指定专（兼）职人员负责健康档案管理工作，保证健康档案完整、安全。电子健康档案应由专（兼）职人员维护。

7. 积极应用中医药方法为居民提供健康服务，记录相关信息纳入健康档案管理。

8. 电子健康档案在建立完善、信息系统开发、信息传输全过程中应遵循国家统一的相关数据标准与规范。电子健康档案信息系统应与新农合、城镇基本医疗保险等医疗保障系统相衔接，逐步实现健康管理数据与医疗信息以及各医疗卫生机构间数据互联互通，实现居民跨机构、跨地域就医行为的信息共享。

9. 对于同一个居民患有多种疾病，其随访服务记录表可以通过电子健康档案实现信息整合，避免重复询问和录入。

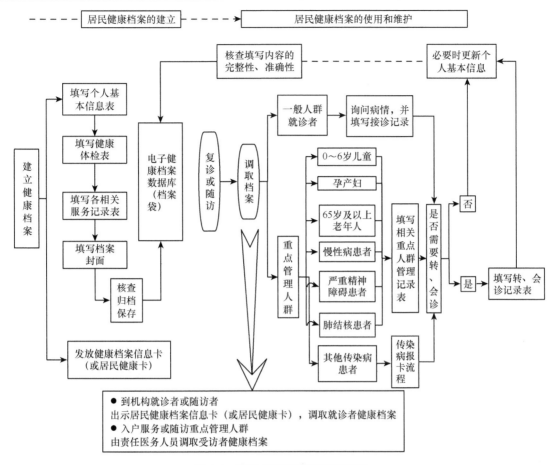

图 5-3　居民健康档案管理流程图

五、工作指标

1. 健康档案建档率=建档人数/辖区内常住居民数×100%。

注：建档指完成健康档案封面和个人基本信息表，其中 0～6 岁儿童不需要填写个人基本信息表，其基本信息填写在新生儿家庭访视记录表上。

2. 电子健康档案建档率=建立电子健康档案人数/辖区内常住居民数×100%。

3. 健康档案使用率=档案中有动态记录的档案份数/档案总份数×100%。

注：有动态记录的档案是指 1 年内与患者的医疗记录相关联和（或）有符合对应服务规范要求的相关服务记录的健康档案。

（雷卓青　周志益）

第三节　高血压患者健康管理服务规范

一、服务对象

辖区内 35 岁及以上常住居民中原发性高血压患者。

二、服务内容

（一）筛查

1. 对辖区内 35 岁及以上常住居民，每年为其免费测量 1 次血压（非同日 3 次测量）。

2. 对第一次发现收缩压≥140mmHg 和（或）舒张压≥90mmHg 的居民，在去除可能引起血压升高的因素后预约其复查，非同日 3 次测量血压均高于正常，可初步诊断为高血压。建议转诊到有条件的上级医院确诊并取得治疗方案，2 周内随访转诊结果，对已确诊的原发性高血压患者纳入高血压患者健康管理。对可疑继发性高血压患者，及时转诊。

3. 如有以下六项指标中的任一项高危因素，建议每半年至少测量 1 次血压，并接受医务人员的生活方式指导：

（1）血压高值[收缩压 130～139mmHg 和（或）舒张压 85～89mmHg]。

（2）超重或肥胖和（或）腹型肥胖。

超重：28kg/m^2＞BMI≥24kg/m^2；肥胖：BMI≥28kg/m^2。

腰围：男≥90cm（约 2.7 尺），女≥85cm（约 2.6 尺）为腹型肥胖。

（3）高血压家族史（一、二级亲属）。

（4）长期膳食高盐。

（5）长期过量饮酒（每日饮白酒≥100ml）。

（6）年龄≥55 岁。

（二）随访评估

对原发性高血压患者，每年要提供至少 4 次面对面的随访。

（1）测量血压并评估是否存在危急情况，如出现收缩压≥180mmHg 和（或）舒张压≥110mmHg；意识改变、剧烈头痛或头晕、恶心呕吐、视物模糊、眼痛、心悸、胸闷、喘憋不能平卧，及处于妊娠期或哺乳期同时血压高于正常等危急情况之一，或存在不能处理的其他疾病时，须在处理后紧急转诊。对于紧急转诊者，乡镇卫生院、村卫生室、社区卫生服务中心（站）应在 2 周内主动随访转诊情况。

（2）若不需要紧急转诊，询问上次随访到此次随访期间的症状。

（3）测量体重、心率，计算 BMI。

（4）询问患者疾病情况和生活方式，包括心脑血管疾病、糖尿病、吸烟、饮酒、运动、摄盐情况等。

（5）了解患者服药情况。

（三）分类干预

（1）对血压控制满意（一般高血压患者血压降至 140/90mmHg 以下；≥65 岁老年高血压患者的血压降至 150/90mmHg 以下，如果能耐受，可进一步降至 140/90mmHg 以下；一般糖尿病或慢性肾脏病患者的血压目标可以在 140/90mmHg 基础上再适当降低）；无药物不良反应；无新发并发症或原有并发症无加重的患者，预约下一次随访时间。

（2）对第一次出现血压控制不满意，或出现药物不良反应的患者，结合其服药依从性，必要时增加现用药物剂量、更换或增加不同类的降压药物，2 周内随访。

（3）对连续两次出现血压控制不满意或药物不良反应难以控制以及出现新的并发症或原

有并发症加重的患者，建议其转诊到上级医院，2 周内主动随访转诊情况。

（4）对所有患者进行有针对性的健康教育，与患者一起制订生活方式改进目标并在下一次随访时评估进展。告诉患者出现哪些异常时应立即就诊。

（四）健康体检

对原发性高血压患者，每年进行 1 次较全面的健康检查，可与随访相结合。内容包括体温、脉搏、呼吸、血压、身高、体重、腰围、皮肤、浅表淋巴结、心脏、肺部、腹部等常规体格检查，并对口腔、视力、听力和运动功能等进行判断。具体内容参照《居民健康档案管理服务规范》健康体检表。

三、服务流程

1. 高血压筛查流程具体见图 5-4。
2. 高血压患者随访流程具体见图 5-5。

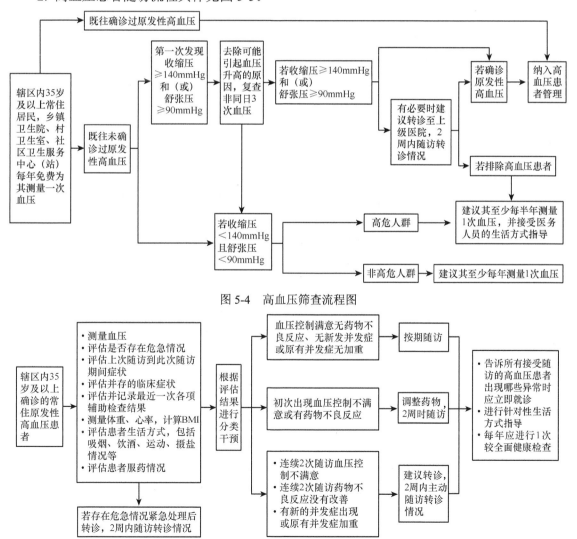

图 5-4　高血压筛查流程图

图 5-5　高血压患者随访流程图

四、服务要求

1. 高血压患者的健康管理由医师负责，应与门诊服务相结合，对未能按照管理要求接受随访的患者，乡镇卫生院、村卫生室、社区卫生服务中心（站）医务人员应主动与患者联系，保证管理的连续性。

2. 随访包括预约患者到门诊就诊、电话追踪和家庭访视等方式。

3. 乡镇卫生院、村卫生室、社区卫生服务中心（站）可通过本地区社区卫生诊断和门诊服务等途径筛查和发现高血压患者。有条件的地区，对人员进行规范培训后，可参考《中国高血压防治指南》对高血压患者进行健康管理。

4. 发挥中医药在改善临床症状、提高生活质量、防治并发症中的特色和作用，积极应用中医药方法开展高血压患者健康管理服务。

5. 加强宣传，告知服务内容，使更多的患者和居民愿意接受服务。

6. 每次提供服务后及时将相关信息记入患者的健康档案。

五、工作指标

1. 高血压患者规范管理率=按照规范要求进行高血压患者健康管理的人数/年内已管理的高血压患者人数×100%。

2. 管理人群血压控制率=年内最近一次随访血压达标人数/年内已管理的高血压患者人数×100%。

（雷卓青　周志益）

第四节　糖尿病患者健康管理服务规范

一、服务对象

辖区内 35 岁及以上常住居民中 2 型糖尿病患者。

二、服务内容

（一）筛查

对工作中发现的 2 型糖尿病高危人群进行有针对性的健康教育，建议其每年至少测量 1 次空腹血糖，并接受医务人员的健康指导。

（二）随访评估

对确诊的 2 型糖尿病患者，每年提供 4 次免费空腹血糖检测，至少进行 4 次面对面随访。

（1）测量空腹血糖和血压，并评估是否存在危急情况，如出现血糖≥16.7mmol/L 或血糖≤3.9mmol/L；收缩压≥180mmHg 和（或）舒张压≥110mmHg；意识或行为改变、呼气有烂苹果样丙酮味、心悸、出汗、食欲减退、恶心、呕吐、多饮、多尿、腹痛、有深大呼吸、皮肤潮红；持续性心动过速（心率超过 100 次/分钟）；体温超过 39℃或有其他的突发异常情况，如视力突然骤降、妊娠期及哺乳期血糖高于正常值等危险情况之一，或存在不能处理的其他疾病时，须在处理后紧急转诊。对于紧急转诊者，乡镇卫生院、村卫生室、社区卫生服务中心（站）应在 2 周内主动随访转诊情况。

（2）若不需要紧急转诊，询问上次随访到此次随访期间的症状。

（3）测量体重，计算 BMI，检查足背动脉搏动。

（4）询问患者疾病情况和生活方式，包括心脑血管疾病、吸烟、饮酒、运动、主食摄入情况等。

（5）了解患者服药情况。

（三）分类干预

（1）对血糖控制满意（空腹血糖值＜7.0mmol/L），无药物不良反应、无新发并发症或原有并发症无加重的患者，预约下一次随访。

（2）对第一次出现空腹血糖控制不满意（空腹血糖值≥7.0mmol/L）或药物不良反应的患者，结合其服药依从情况进行指导，必要时增加现有药物剂量、更换或增加不同种类的降糖药物，2 周时随访。

（3）对连续两次出现空腹血糖控制不满意或药物不良反应难以控制以及出现新的并发症或原有并发症加重的患者，建议其转诊到上级医院，2 周内主动随访转诊情况。

（4）对所有的患者进行针对性的健康教育，与患者一起制订生活方式改进目标并在下一次随访时评估进展。告诉患者出现哪些异常时应立即就诊。

（四）健康体检

对确诊的 2 型糖尿病患者，每年进行 1 次较全面的健康体检，体检可与随访相结合。内容包括体温、脉搏、呼吸、血压、空腹血糖、身高、体重、腰围、皮肤、浅表淋巴结、心脏、肺部、腹部等常规体格检查，并对口腔、视力、听力和运动功能等进行判断。具体内容参照《居民健康档案管理服务规范》健康体检表。

三、服务流程

糖尿病患者具体服务流程见图 5-6。

四、服务要求

1. 2 型糖尿病患者的健康管理由医师负责，应与门诊服务相结合，对未能按照健康管理要求接受随访的患者，乡镇卫生院、村卫生室、社区卫生服务中心（站）应主动与患者联系，保证管理的连续性。

2. 随访包括预约患者到门诊就诊、电话追踪和家庭访视等方式。

3. 乡镇卫生院、村卫生室、社区卫生服务中心（站）要通过本地区社区卫生诊断和门诊服务等途径筛查和发现 2 型糖尿病患者，掌握辖区内居民 2 型糖尿病的患病情况。

4. 发挥中医药在改善临床症状、提高生活质量、防治并发症中的特色和作用，积极应用中医药方法开展 2 型糖尿病患者健康管理服务。

5. 加强宣传，告知服务内容，使更多的患者愿意接受服务。

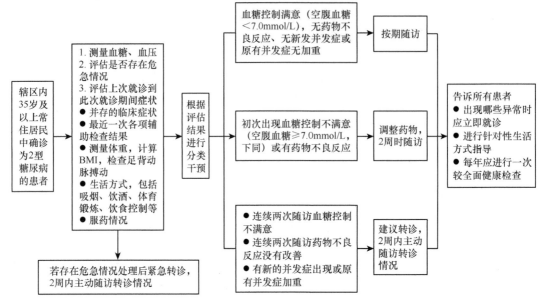

图 5-6 糖尿病患者服务流程图

6. 每次提供服务后及时将相关信息记入患者的健康档案。

五、工作指标

1. 2 型糖尿病患者规范管理率=按照规范要求进行 2 型糖尿病患者健康管理的人数/年内已管理的 2 型糖尿病患者人数×100%。

2. 管理人群血糖控制率=年内最近一次随访空腹血糖达标人数/年内已管理的 2 型糖尿病患者人数×100%。

（何　丹　周志益）

第五节　传染病及突发公共卫生事件报告和处理服务规范

一、服务对象

辖区内服务人口。

二、服务内容

1. 传染病疫情和突发公共卫生事件风险管理　在疾病预防控制机构和其他专业机构的指导下，乡镇卫生院、村卫生室和社区卫生服务中心（站）协助开展传染病疫情和突发公共卫生事件风险排查、收集和提供风险信息，参与风险评估和应急预案制（修）订。

2. 传染病和突发公共卫生事件的发现、登记　乡镇卫生院、村卫生室和社区卫生服务中心（站）应规范填写分诊记录、门诊日志、入/出院登记本、X 线检查和实验室检测结果登记本或由电子病历、电子健康档案自动生成规范的分诊记录、门诊日志、入/出院登记、检测检验和放射登记。首诊医师在诊疗过程中发现传染病患者及疑似患者后，按要求填写《中华人民共和国传染病报告卡》（后文简称《传染病报告卡》）或通过电子病历、电子健康档案自动抽取符合交换文档标准的电子《传染病报告卡》；如发现或怀疑为突发公共卫生事件时，按要求填写《突发公共卫生事件相关信息报告卡》。

3. 传染病和突发公共卫生事件相关信息报告

（1）报告程序与方式：具备网络直报条件的机构，在规定时间内进行传染病和（或）突发公共卫生事件相关信息的网络直报；不具备网络直报条件的，按相关要求通过电话、传真等方式进行报告，同时向辖区县级疾病预防控制机构报送《传染病报告卡》和（或）《突发公共卫生事件相关信息报告卡》。

（2）报告时限：发现甲类传染病和乙类传染病中按照甲类传染病管理的传染病人或疑似病人时，应按有关要求于 2 小时内报告。发现其他乙、丙类传染病患者、疑似患者和规定报告的传染病病原携带者，应于 24 小时内报告。

（3）订正报告和补报：发现报告错误，或报告病例转归或诊断情况发生变化时，应及时对《传染病报告卡》和（或）《突发公共卫生事件相关信息报告卡》等进行订正；对漏报的传染病病例和突发公共卫生事件，应及时进行补报。

4. 传染病和突发公共卫生事件的处理

（1）患者医疗救治和管理：按照有关规范要求，对传染病患者、疑似患者采取隔离、医学观察等措施，对突发公共卫生事件伤者进行急救，及时转诊，书写医学记录及其他有关资料并妥善保管，尤其是要按规定做好个人防护和感染控制，严防疫情传播。

（2）传染病密切接触者和健康危害暴露人员的管理：协助开展传染病接触者或其他健康危害暴露人员的追踪、查找，为集中或居家医学观察者提供必要的基本医疗和预防服务。

（3）流行病学调查：协助对本辖区患者、疑似患者和突发公共卫生事件开展流行病学调查，收集和提供患者、密切接触者、其他健康危害暴露人员的相关信息。

（4）疫点疫区处理：做好医疗机构内现场控制、消毒隔离、个人防护、医疗垃圾和污水的处理工作。协助对被污染的场所进行卫生处理，开展杀虫、灭鼠等工作。

（5）应急接种和预防性服药：协助开展应急接种、预防性服药、应急药品和防护用品分发等工作，并提供指导。

（6）宣传教育：根据辖区传染病和突发公共卫生事件的性质和特点，开展相关知识技能和法律法规的宣传教育。

5. 协助上级专业防治机构做好结核病和艾滋病患者的宣传、指导服务以及非住院患者的治疗管理工作，相关技术要求参照有关规定。

三、服务流程

传染病及公共卫生管理服务流程见图 5-7。

四、服务要求

1. 乡镇卫生院、村卫生室和社区卫生服务中心（站）应按照《中华人民共和国传染病防治法》《突发公共卫生事件应急条例》《国家突发公共卫生事件应急预案》等法律法规要求，建立健全传染病和突发公共卫生事件报告管理制度，协助开展传染病和突发公共卫生事件的报告和处置。

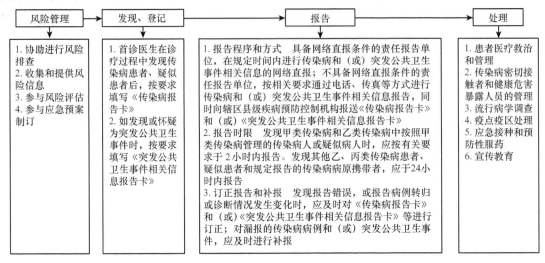

图 5-7　传染病及公共卫生管理服务流程

2. 乡镇卫生院、村卫生室和社区卫生服务中心（站）要配备专（兼）职人员负责传染病疫情及突发公共卫生报告管理工作，定期对工作人员进行相关知识和技能的培训。

3. 乡镇卫生院、村卫生室和社区卫生服务中心（站）要做好相关服务记录，《传染病报告卡》《突发公共卫生事件相关信息报告卡》应至少保留 3 年。

五、工作指标

1. 传染病疫情报告率＝网络报告的传染病病例数/登记传染病病例数×100%。
2. 传染病疫情报告及时率＝报告及时的病例数/报告传染病病例数×100%。
3. 突发公共卫生事件相关信息报告率＝及时报告的突发公共卫生事件相关信息数/报告突发公共卫生事件相关信息数×100%。

（雷卓青　周志益）

第六节　老年人健康管理服务规范

一、服务对象

辖区内 65 岁及以上常住居民。

二、服务内容

按照《国家基本公共卫生服务规范（第三版）》的要求，每年为老年人提供一次免费的健康管理服务，包括生活方式和健康状况评估、体格检查、辅助检查和健康指导等内容，并填写《居民健康档案管理服务规范》规定的健康体检表。

1. 生活方式和健康状况的评估　通过问诊及老年人健康状态自评了解其基本健康状况、

体育锻炼、饮食、吸烟、慢性病常见症状、既往病史、治疗及目前用药情况、生活自理能力等。

2. 体格检查　包括体温、脉搏、呼吸、血压、身高、体重、腰围、皮肤、浅表淋巴结、心脏、肺部、腹部等常规体格检查，并对口腔、视力、听力和运动功能等进行粗测判断。

3. 辅助检查　包括血常规、尿常规、肝功能、肾功能、空腹血糖、血脂、心电图和腹部B超等。其他辅助检查项目不作为免费检查项目。

4. 健康指导　告知评价结果并进行相应的健康指导。

（1）新发现或既往确诊的原发性高血压或2型糖尿病患者纳入相应慢性病健康管理。

（2）发现的其他疾病或异常，给予治疗或转诊。

（3）对发现有异常的老年人，建议定期复查或向上级医疗机构转诊。

（4）健康指导包括健康生活方式、疫苗接种、骨质疏松预防、防跌倒措施、意外伤害预防和自救、认知和情感等。

（5）告知或预约下一次健康管理服务时间。

三、服务流程

老年人健康管理服务流程见图5-8。

四、服务要求

1. 乡镇卫生院或社区卫生服务中心应当具备服务内容所需的基本设备和条件。

2. 加强宣传，告知服务内容，促使老年人愿意接受服务。

3. 及时记录健康档案。

4. 积极应用中医药方法为老年人提供养生保健、疾病防治等健康指导。

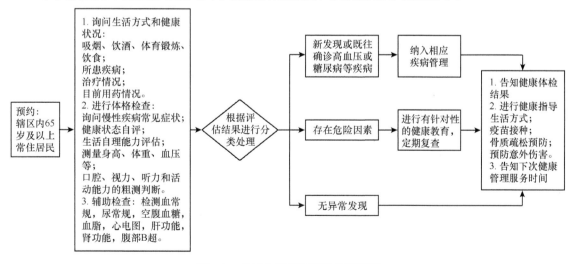

图5-8　老年人健康管理服务流程图

五、工作指标

老年人健康管理率=年内接受健康管理人数/年内辖区内65岁及以上常住居民数×100%。

六、老年人生活自理能力评估表（表5-1）

0～3分者为可自理；4～8分者为轻度依赖；9～18分者为中度依赖；≥19分者为不能自理。

表5-1 老年人生活自理能力评估表

评估事项、内容与评分	程度等级				判断评分
	可自理	轻度依赖	中度依赖	不能自理	
进餐：使用餐具将饭菜送入口、咀嚼、吞咽等活动	独立完成	—	需要协助，如切碎、搅拌食物等	完全需要帮助	
评分	0	0	3	5	
梳洗：梳头、洗脸、刷牙、剃须、洗澡等活动	独立完成	能独立地洗头、梳头、洗脸、刷牙、剃须等；洗澡需要协助	在协助下和适当的时间内，能完成部分梳洗活动	完全需要帮助	
评分	0	1	3	7	
穿衣：穿衣裤、袜子、鞋子等活动	独立完成	—	需要协助，在适当的时间内完成部分穿衣	完全需要帮助	
评分	0	0	3	5	
如厕：小便、大便等活动及自控	不需要协助，可自控	偶尔失禁，但基本上能如厕或使用便具	经常失禁，在很多提示和协助下尚能如厕或使用便具	完全失禁，完全需要帮助	
评分	0	1	5	10	
活动：站立、室内行走、上下楼梯、户外活动	独立完成所有活动	借助较小的外力或辅助装置能完成站立、行走、上下楼梯等	借助较大的外力才能完成站立、行走，不能上下楼梯	卧床不起，活动完全需要帮助	
评分	0	1	5	10	
总得分					

（何 丹 童钰铃）

第七节 预防接种服务规范

一、服务对象

根据国家免疫规划疫苗免疫程序，对辖区内0～6岁儿童进行常规免疫接种；根据国家免疫规划疫苗免疫程序补种原则，对0～14岁儿童进行补种；根据国家免疫规划特殊人群免疫程序，在部分省份对重点人群接种出血热疫苗；在重点地区对高危人群实施炭疽疫苗、钩端螺旋体疫苗应急接种，以及根据传染病控制需要，开展疫苗强化免疫、群体性接种工作和应急接种工作。

二、服务内容

1. 接种前　确定受种对象，请领或购置疫苗，准备接种器材、药品、器械。检查受种者健康状态和接种禁忌证，查对儿童预防接种证（卡、簿）或电子档案，检查疫苗和注射器的外观、批号、有效期；核对受种者姓名、年龄、疫苗品名、规格、剂量、接种部位，接种途径（"三查七对"）。告知受种者或者其监护人所接种疫苗的品种、作用、禁忌、不良反应及注意事项，可采用书面和（或）口头告知的形式，并如实记录告知和询问的情况，签订知情同意书。

2. 接种时　在适合的接种场所，接种工作人员再次核实与确认受种对象、进行"三查七对"。对受种者姓名、预防接种证、接种凭证和本次接种的疫苗品种，核对无误后严格按照《预防接种工作规范》规定的接种月（年）龄、接种部位、接种途径、安全注射等要求予以接种。

3. 接种后　告知受种者或监护人，受种者在接种后应在留观室观察 30 分钟。接种后及时预防并进行网络报告。

三、服务流程

预防接种服务流程见图 5-9。

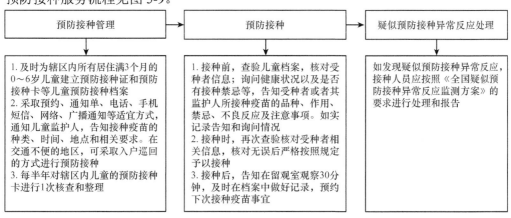

图 5-9　预防接种服务流程图

四、服务要求

1. 接种单位必须为区县级卫生计生行政部门指定的预防接种单位。

2. 应按照《疫苗流通和预防接种管理条例》《预防接种工作规范》《全国疑似预防接种异常反应监测方案》等相关规定做好预防接种服务工作。

3. 基层医疗卫生机构应积极通过多种渠道和方式，宣传预防接种相关信息，主动做好辖区内服务对象的发现和管理。

4. 合理安排接种门诊，提供便利的接种服务。

五、工作指标

1. 建证率=年度辖区内已建立预防接种证人数/年度辖区内应建立预防接种证人数×100%。

2. 某种疫苗接种率=年度辖区内某种疫苗实际接种人数/年度辖区内某种疫苗应接种人数×100%。

（雷卓青　童钰铃）

第八节 健康教育服务规范

一、服务对象

辖区内常住居民。

二、服务内容

1. 提供健康教育资料

1）发放印刷资料，包括健康教育折页、健康教育处方和健康手册等。

2）播放音像资料，为视听传播资料，如 VCD、DVD 等各种影音视频资料。

3）提供健康教育材料的评价。

2. 设置健康教育宣传栏，并开展对宣传栏的评价。

3. 开展公众健康咨询活动，针对辖区内主要健康问题和居民的健康教育需求，结合各种健康主题日或针对辖区重点健康问题，以义诊、健康咨询为主要内容并发放宣传资料。

4. 举办健康知识讲座，定期举办以引导居民学习、掌握健康知识及必要的健康技能，促进辖区内居民身心健康。

5. 开展个体化健康教育

（1）个体化健康教育对象：门诊患者或健康咨询者，需要入户随访的慢性非传染性疾病患者、老年人、重症患者、高危孕产妇、不方便就诊的患者及家属。

（2）个体化健康教育工作流程：通过患者描述自己的健康问题及检查诊断患者的健康问题，评估健康问题的严重性及健康危险因素；根据问题评估结果，制订治疗方案、确定健康教育内容及方案；通过健康教育处方，医务人员向患者及咨询者提供疾病防治相关知识和技能指导。根据患者的个体情况，提出合理用药、自我保健、改善不健康生活方式的忠告，同时也要向患者传授健康知识和技能。

三、服务流程

健康教育服务流程见图 5-10。

四、服务要求

1. 乡镇卫生院和社区卫生服务中心（站）应配备专（兼）职人员。

2. 具备开展健康教育的场地、设施、设备，并保证设施设备。

3. 制订健康教育年度工作计划，保证其可操作性和可实施性。

4. 有完整的健康教育活动记录和资料，包括文字、图片、影音文件等，并存档保存。

五、工作指标

1. 发放健康教育印刷资料的种类和数量。

2. 播放健康教育音像资料的种类、次数和时间。

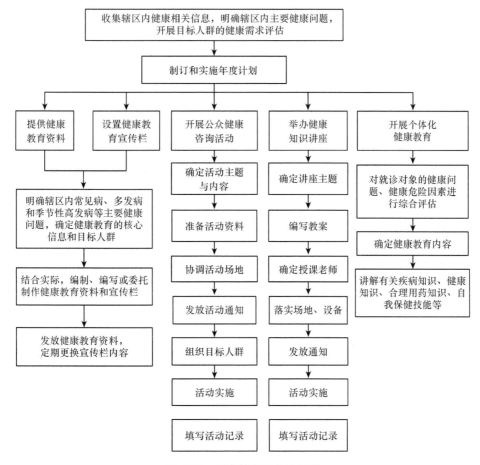

图 5-10 健康教育服务流程图

3. 健康教育宣传栏设置和内容更新情况。
4. 举办健康教育讲座和健康教育咨询活动的次数和参加人数。

（雷卓青 童钰铃）

第六章　社区卫生服务中心常规检测结果判定

一、血液一般检测

（一）红细胞检测

1. 红细胞和血红蛋白检测

（1）参考范围：表 6-1。

表 6-1　健康人群血红蛋白和红细胞数参考范围

人群	血红蛋白（g/L）（氰化高铁血红蛋白比色法）	红细胞数（$\times 10^{12}$/L）（电阻抗法）
成年男性	120～160	4.5～5.5
成年女性	110～150	3.5～5.0
新生儿（0～28 天）	170～200	6.0～7.0
儿童	115～160	4.2～5.2

（2）临床意义

1）相对性增高：严重呕吐、腹泻、大面积烧伤等脱水患者。

2）生理性增高：新生儿、高原地区居住者、剧烈的体力劳动者。

3）病理性增高：真性红细胞增多症、代偿性红细胞增多，如先天性心脏病、肺源性心脏病等，某些肿瘤和肾脏疾病。

4）生理性减少：常见于婴幼儿、老年人及妊娠中晚期等。

5）病理性减少：各种贫血、失血等。

2. 血细胞比容（hematocrit，HCT）检测

（1）参考范围：男性 40%～50%；女性 37%～48%；孕妇＜35%；新生儿 49%～60%。

（2）临床意义

1）HCT 增高：常见于各种原因所致的血液浓缩以及各种原因所致的红细胞绝对数增多。

2）HCT 降低：各种贫血时，HCT 随红细胞减少而不同程度降低；某些特殊时期如妊娠中后期、老年期等。

3. 红细胞平均值检测

（1）参考范围

1）平均红细胞容积（mean corpuscular volume，MCV）：80～100fl。

2）平均红细胞血红蛋白量（mean corpuscular hemoglobin，MCH）：27～34pg。

3）平均红细胞血红蛋白浓度（mean corpuscular hemoglobin concentration，MCHC）：320～360g/L（32%～36%）。

（2）临床意义：利用以上红细胞平均值进行贫血的形态学分类（表 6-2），以鉴别贫血的病因。

表 6-2　贫血的形态学分类

贫血类型	MCV（fl）	MCH（pg）	MCHC（%）	病因
正常细胞性贫血	80～100	27～34	32～36	再生障碍性贫血、急性失血、溶血性贫血、白血病等
大细胞性贫血	>100	>34	32～36	叶酸、维生素 B_{12} 缺乏或吸收障碍
小细胞低色素性贫血	<80	<27	<32	缺血性贫血、铁粒幼细胞贫血、珠蛋白生成障碍性贫血、慢性病贫血
小细胞正色素性贫血	<80	<27	32～36	慢性炎症、尿毒症

4. 红细胞体积分布宽度（red cell volume distribution width，RDW）检测

（1）参考范围：11.5%～14.5%。

（2）临床意义：RDW 变大常见于巨幼红细胞贫血；RDW 变小常见于地中海贫血。

（二）白细胞检测

1. 白细胞计数　参考范围（库尔特原理）。

成人：（4.0～10.0）$\times 10^9$/L。

新生儿：（15.0～20.0）$\times 10^9$/L。

6 个月～2 岁：（11.0～12.0）$\times 10^9$/L。

2. 白细胞分类计数　白细胞可分为 5 种类型，即中性粒细胞、嗜酸性粒细胞、嗜碱性粒细胞、淋巴细胞和单核细胞。

（1）中性粒细胞（neutrophil）

1）参考范围：百分数为 50%～75%；绝对值为（2～8）$\times 10^9$/L。

2）临床意义

A. 生理性增加：新生儿、妊娠晚期、分娩期、月经期、饭后及剧烈运动等。

B. 病理性增加：急性感染尤其是化脓性球菌所致、严重组织损伤或大量血细胞破坏、急性大出血、急性中毒、白血病、恶性肿瘤等。

C. 病理性减少：感染尤其是革兰氏阴性杆菌、病毒、原虫等，再生障碍性贫血、非白血性白血病、恶性组织细胞病等血液系统疾病、理化损伤、自身免疫性疾病等。

（2）嗜酸性粒细胞（eosinophil）

1）参考范围：百分数为 0.5%～5%；绝对值为（0.05～0.5）$\times 10^9$/L。

2）临床意义

A. 嗜酸性粒细胞增多：常见于过敏性疾病、寄生虫病、血液系统疾病、皮肤病、恶性肿瘤、急性传染病、自身免疫性疾病等。

B. 嗜酸性粒细胞减少：常见于伤寒、副伤寒初期、应激状态（大手术或烧伤等）、长期应用糖皮质激素等。

（3）嗜碱性粒细胞（basophil）

1）参考范围：百分数为 0～1%；绝对值为（0～0.1）$\times 10^9$/L。

2）临床意义：嗜碱性粒细胞增多常见于过敏性疾病、慢性髓系白血病、恶性肿瘤、糖尿病等。嗜碱性粒细胞减少无临床意义。

（4）淋巴细胞（lymphocyte）

1）参考范围：百分数 20%～40%；绝对值为（0.8～4）×10^9/L。

2）临床意义：

A. 淋巴细胞增多：常见于感染性疾病（病毒、结核分枝杆菌、梅毒螺旋体等的感染）、淋巴细胞性恶性肿瘤、自身免疫性疾病、恶性肿瘤等。

B. 淋巴细胞减少：常见于应用肾上腺皮质激素、T 淋巴细胞免疫缺陷病、丙种球蛋白缺乏症、烷化剂、放射线损伤等。

（5）单核细胞（monocyte）

1）参考范围：百分数为 3%～8%；绝对值为（0.12～0.8）×10^9/L。

2）临床意义：单核细胞增多常见于感染性心内膜炎、疟疾、黑热病、急性感染恢复期、活动性肺结核等感染性疾病，以及某些血液病如单核细胞白血病、多发性骨髓瘤等。而单核细胞减少一般无临床意义。

（三）血小板检测

1. 血小板计数（platelet count，PLT）

（1）参考范围：（100～300）×10^9/L。

（2）临床意义

1）血小板增多

A. 原发性增多：常见于骨髓增生性疾病如慢性粒细胞白血病、真性红细胞增多症、原发性血小板增多、骨髓纤维化早期等。

B. 反应性增多：常见于急性感染、急性溶血、某些恶性肿瘤等。

2）血小板减少

A. 血小板的生成障碍：多见于再生障碍性贫血、放射性损伤、急性白血病、巨幼细胞贫血、骨髓纤维化晚期等。

B. 血小板破坏或消耗增多：见于免疫性血小板减少症、新生儿血小板减少症、输血后血小板减少症、弥散性血管内凝血、血栓性血小板减少性紫癜、系统性红斑狼疮、淋巴瘤、上呼吸道感染、风疹等。

C. 血小板分布异常：见于脾大（肝硬化）、输入大量库存血或大量血浆引起血液稀释等。

2. 血小板平均容积（ mean platelet volume，MPV ）和血小板分布宽度（ platelet distribution width，PDW ）测定

（1）参考范围：MPV 为 7～11fl；PDW 为 15%～17%。

（2）临床意义

1）MPV

A. MPV 增加：常见于血小板破坏增加而骨髓代偿功能良好者，以及造血功能抑制解除后，MPV 增加提示造血功能恢复。

B. MPV 减低：常见于骨髓造血功能不良、部分白血病患者、骨髓造血功能衰竭患者等。

2）PDW

A. PDW 减少：血小板的均一性高。

B. PDW 增高：常见于急性或慢性髓系白血病、巨幼细胞贫血、脾切除、巨大血小板综合

征、血栓性疾病等。

（四）红细胞沉降率（简称血沉）（erythrocyte sedimentation rate，ESR）

1. 参考范围　男性 0～15mm/h；女性 0～20mm/h。

2. 临床意义

（1）生理性加快：12 岁以下儿童、高龄者、月经期、妊娠期等。

（2）病理性加快：急性炎症、活动性结核、风湿病活动期、组织严重破坏、贫血、恶性肿瘤等；血沉的快慢还可协助观察病情变化，如风湿病、结核病血沉加快常与病情轻重相关。

（3）血沉减慢：无特别临床意义。

（周毅江　童钰铃）

二、尿常规检测

（一）尿液的一般检测

1. 一般性状检测

（1）酸碱度（pH）

1）参考范围（酸碱指示剂法）：新鲜尿液一般呈弱酸性，pH 5.5～7.0。

2）临床意义

A. pH 降低：进食肉类，服用氯化铵、维生素 C 等酸性药物，酸中毒、高热、糖尿病、痛风及低钾性代谢性碱中毒患者等。

B. pH 增高：进食蔬菜、水果（含 K^+、Na^+），使用噻嗪类利尿剂、碳酸氢钠等碱性药物，碱中毒、膀胱炎、肾小管酸中毒等病理状态。

（2）尿液比重

1）参考范围（多聚电解质离子解除法）：尿比重 1.010～1.025。

2）临床意义

A. 尿比重增高：常见于血容量不足引起的肾前性少尿、急性肾小球肾炎、肾病综合征、糖尿病等。

B. 尿比重降低：常见于大量饮水、尿崩症、慢性肾小球肾炎、肾小管间质疾病、慢性肾衰竭等。

2. 尿液化学检测

（1）蛋白质

1）参考范围：定性试验：阴性；定量：0～80mg/24h。

2）临床意义：尿蛋白质定性试验阳性、定量大于 100mg/L 或 150mg/24h，称蛋白尿。蛋白尿可分为病理性蛋白尿和生理性蛋白尿。

A. 病理性蛋白尿：肾小球性蛋白尿、肾小管性蛋白尿、混合性蛋白尿、溢出性蛋白尿、组织性蛋白尿及假性蛋白尿。

B. 生理性蛋白尿：功能性蛋白尿（如剧烈运动、劳累、受寒、发热、精神紧张、交感神经兴奋等）和体位性蛋白尿。

（2）尿糖

1）参考范围：定性试验：阴性；定量：0.56～5.0mmol/24h。

2）临床意义：尿糖定性试验呈阳性称为糖尿。糖尿可分为血糖增高性糖尿、血糖正常性糖尿、暂时性糖尿、假性糖尿。其中，以血糖增高性糖尿中的糖尿病最为常见。

（3）酮体

1）参考范围：定性为阴性。

2）临床意义：尿酮体测定主要用于糖代谢障碍和脂肪不完全氧化的评估。

A. 糖尿病酮症酸中毒：尿酮体对于糖尿病酸中毒或昏迷有较高的诊断价值，同时可与低血糖、心脑血管疾病的酸中毒或高血糖渗透性糖尿病昏迷相鉴别，这些疾病尿酮体常为阴性。

B. 非糖尿病性酮症：尿酮体阳性可见于严重呕吐、剧烈运动、腹泻、长期饥饿、全身麻醉后、感染性疾病等。

C. 其他：中毒、药物也可导致尿酮体阳性。

（4）尿液胆红素与尿胆原

1）参考范围：定性为阴性。

2）临床意义

A. 尿胆红素：肝细胞性黄疸和阻塞性黄疸时，尿液中可出现胆红素，而在溶血性黄疸时，尿胆红素一般为阴性，联合尿胆原可作为黄疸的鉴别诊断依据。

B. 尿胆原：阻塞性黄疸时阴性；肝细胞性黄疸和溶血性黄疸时阳性；充血性心力衰竭、内出血可呈阳性。

3. 显微镜检查

（1）红细胞

1）参考范围：0～2 个/HP。

2）临床意义：离心尿液中红细胞超过 3 个/HP，且外观无血色的尿液称为镜下血尿。尿液中红细胞形态分为均一性红细胞和非均一性红细胞。非均一性红细胞又称多形性红细胞，常见于肾小球肾炎、肾盂肾炎、肾结核、肾病综合征，多伴有蛋白尿和管型。均一性红细胞常见于肾小球以外部位的泌尿系统的出血，如尿路结石、损伤、出血性膀胱炎、血友病、剧烈活动等。

（2）白细胞和脓细胞

1）参考范围：0～5 个/HP。

2）临床意义：白细胞检查主要用于采用泌尿系感染的用法的诊断，其数量增多主要见于肾盂肾炎、膀胱炎、肾移植排斥反应、药物性急性间质性肾炎、阴道炎和宫颈炎等。

（二）尿微量白蛋白

1. 参考范围 正常人尿白蛋白排泄率为 5～30mg/24h。

2. 临床意义 尿白蛋白排泄率超过 30mg/24h 可称为微量白蛋白尿。糖尿病患者尿微量白蛋白排泄率超过 20～200μg/min 可作为早期糖尿病肾病的诊断依据。

（周毅江　童钰铃）

三、凝血功能检测

（一）活化部分凝血活酶时间（activated partial thromboplastin time，APTT）

1. 参考范围　不同方法和试剂测定结果存在差异，测定值与正常对照值比较，如延长超过 10 秒以上为异常。

2. 临床意义

（1）APTT 延长：常见于凝血因子Ⅷ、Ⅺ、Ⅸ血浆水平降低；多种凝血因子缺乏（严重肝病、维生素 K 缺乏、弥散性血管内凝血）；血液中有抗凝物质存在。

（2）APTT 缩短：常见于弥散性血管内凝血高凝期和妊娠高血压综合征。

（二）血浆凝血酶原时间（prothrombin time，PT）、国际正常化比值（international normalized ratio，INR）、血浆纤维蛋白原（fibrinogen）

1. PT

（1）参考范围：PT 测定值超过正常对照值 3 秒以上为异常。

（2）临床意义

1）PT 延长：常见于先天性凝血因子Ⅰ（纤维蛋白原）、Ⅱ（凝血酶原）、Ⅴ、Ⅶ、Ⅹ缺乏；获得性凝血因子缺乏，如严重肝病、维生素 K 缺乏、纤溶亢进、弥散性血管内凝血、使用抗凝药物（如口服抗凝剂）等。

2）PT 缩短：常见于血液高凝状态，如弥散性血管内凝血早期、心肌梗死、脑血栓形成、深静脉血栓形成、多发性骨髓瘤、口服避孕药物等。

2. INR　是 WHO 推荐监测口服抗凝剂的首选指标，用凝血活酶所测得的参比血浆与正常血浆的 PT 比值和所用试剂标出的国际敏感指数（International Sensitivity Index，ISI）值计算得出，使不同的凝血活酶试剂测得的结果具有可比性。

1）参考范围：INR 的参考范围依 ISI 指数不同而异。

2）临床意义：监测口服抗凝药物首选指标。

3. 血浆纤维蛋白原

（1）参考范围：2～4g/L。

（2）临床意义

1）血浆纤维蛋白原增多：常见于糖尿病、急性心肌梗死（acute myocardial infarction，AMI）、急性传染病、风湿病、急性肾小球肾炎、肾病综合征、多发性骨髓瘤、急性感染、恶性肿瘤休克、妊娠高血压综合征、大手术后、大面积烧伤等。

2）血浆纤维蛋白原减少：常见于弥散性血管内凝血、原发性纤溶亢进、重症肝炎和肝硬化和低纤维蛋白原血症等。

（三）凝血酶时间（thrombin time，TT）

1. 参考范围（凝固法）　10.3～16.6s。

2. 临床意义

（1）TT 延长：常见于血浆纤维蛋白原减少或结构异常；临床应用肝素或系统性红斑狼疮时的抗凝物质增多；纤溶系统亢进。

（2）TT 缩短：常无临床意义。

（李佳颖　蒋丕萍）

四、血液生化检查

（一）常用的反映肾功能的指标

1. 血肌酐（serum creatinine，Scr）

（1）参考范围

1）全血肌酐：88.4～176.8μmol/L。

2）血清肌酐：成年男性 53～106μmol/L，成年女性 44～97μmol/L。

由于仪器精度、实验室不同等因素，不同检测机构参考值可能有一定差异。

（2）临床意义：血肌酐升高提示肾小球滤过功能减退，可由各种原因引起。

1）急性肾衰竭：血肌酐进行性升高提示器质性损害，尿量可减少或正常。

2）慢性肾衰竭：血肌酐升高程度与病变严重程度相一致。

2. 血尿素氮（blood urea nitrogen，BUN）

（1）参考范围：3.2～7.1mmol/L。

（2）临床意义：血中尿素氮升高常见于器质性肾功能损害（各种原发性肾小球肾炎、肾盂肾炎等）、肾前性少尿（严重脱水、大量腹腔积液等）、蛋白质分解或摄入过多。

3. 尿酸（uric acid，UA）

（1）参考范围（比色法）：成年男性血清尿酸 202～417μmol/L，女性血清尿酸 143～339μmol/L。

（2）临床意义

1）血尿酸浓度升高：常见于肾小球滤过功能损伤、体内尿酸生成异常增多（痛风、血液病等）、长期使用利尿剂和抗结核药吡嗪酰胺、慢性铅中毒及长期禁食者等。

2）血尿酸浓度降低：常见于各种原因致肾小管重吸收尿酸功能损害、肝功能严重损害、使用磺胺及大剂量应用糖皮质激素等。

（二）常用反映肝功能的指标

1. 血清总蛋白和白蛋白、球蛋白比值测定

（1）参考范围：正常成人血清总蛋白 60～80g/L，白蛋白 40～55g/L，球蛋白 20～30g/L，白蛋白/球蛋白为（1.5～2.5）∶1。

（2）临床意义：低蛋白血症是指血清白蛋白<25g/L，引起血浆胶体渗透压降低，可出现浆膜腔积液。

1）血清总蛋白及白蛋白降低：常见于肝脏疾病（亚急性重症肝炎、慢性中度肝炎、肝硬化、肝癌等）、缺血性肝损伤、中毒性肝损伤、营养不良、肾病综合征以及慢性消耗性疾病（肺结核、甲状腺功能亢进、恶性肿瘤等）。

2）A/G 倒置：常见于严重肝功能损伤及 M 蛋白血症（多发性骨髓瘤、原发性巨球蛋白血症等）。

2. 胆红素

（1）血清总胆红素（serum total bilirubin，STB）

1）参考范围：成人 3.4～17.1μmol/L。

2）临床意义：根据总胆红素判断有无黄疸及黄疸程度：STB＞17.1μmol/L，但＜34.2μmol/L 时为隐性黄疸；34.2～171μmol/L 为轻度黄疸；171～342μmo/L 为中度黄疸；当＞342μmol/L 时为重度黄疸。

（2）血清结合胆红素（conjugated bilirubin，CB）与非结合胆红素（unconjugated bilirubin，UCB）测定

1）参考范围：结合胆红素 0～6.8μmol/L；非结合胆红素 1.7～10.2μmol/L。

2）临床意义：利用结合胆红素与总胆红素比值可鉴别黄疸类型：若 CB/STB＜20%则考虑为溶血性黄疸；20%～50%一般为肝细胞性黄疸；比值＞50%则考虑为胆汁淤积性黄疸。

3. 血清酶及同工酶检测

（1）丙氨酸转氨酶（alanine aminotransferase，ALT）和天冬氨酸转氨酶（aspartate aminotransferase，AST）

1）参考范围：

A. IFCC 法：ALT 男性 9～50U/L，女性 7～40U/L。

B. 比色法：AST 男性 15～40U/L，女性 13～35U/L。

2）临床意义

A. 急性病毒性肝炎：ALT 与 AST 均显著升高，可超过正常上限的 20～50 倍，ALT 尤为显著。

B. 慢性病毒性肝炎、非病毒性肝病：转氨酶轻度升高或正常。

C. 肝硬化：终末期肝硬化转氨酶活性正常或降低。

D. 急性心肌梗死：心梗后 6～8 小时 AST 升高，18～24 小时达高峰，4～5 天恢复正常。

（2）碱性磷酸酶（alkaline phosphatase，ALP）

1）参考范围（比色法）：成年男性 45～125U/L，女性 35～100U/L。

2）临床意义：病理情况下，血清 ALP 测定常应用于肝胆系统疾病和骨骼疾病的临床诊断和鉴别诊断。

A. 肝胆系统疾病：肝内、外胆管阻塞性疾病时，ALP 明显升高；而肝炎、肝硬化时 ALP 轻度升高。

B. 骨骼疾病：纤维性骨炎、佝偻病、骨软化症、成骨细胞瘤及骨折愈合期，血清 ALP 升高。

C. 黄疸的鉴别诊断：ALP 和血清胆红素、转氨酶同时测定有助于黄疸的鉴别诊断。

（三）γ-谷氨酰转移酶（γ-glutamyl transferase，GGT）与淀粉酶（amylase，AMY）

1. GGT

（1）参考范围（酶比色法）：男性，10～60U/L，女性，7～45U/L。

（2）临床意义：GGT 升高常见于胆道阻塞性疾病、急性和慢性病毒性肝炎、肝硬化、药物性肝炎、酒精性肝炎等。

2. AMY

（1）参考范围：血液 AMY 35～135U/L。

（2）临床意义：AMY 常用于急性胰腺炎的诊断。急性胰腺炎发病后 8～12 小时血清 AMY 开始增高，12～24 小时达到高峰，2～5 天恢复正常。

（四）血糖及其代谢产物

1. 空腹血糖（fasting blood glucose，FBG）与餐后 2 小时血糖（PBG2h）

（1）参考范围：FBG 3.9～6.1mmol/L；PBG 2h 3.9～7.8mmol/L。

（2）临床意义：血糖检测是诊断糖尿病的主要依据，同时也可用于判断糖尿病病情和控制程度。

2. 糖化血红蛋白（glycosylated hemoglobin，HbAlc）

（1）参考范围：HbA1c 4%～6%。

（2）临床意义：HbA1c 水平反映了近 2～3 个月的平均血糖水平。

3. 血清胰岛素检测和胰岛素释放试验

（1）参考范围

1）空腹胰岛素：10～20mU/L。

2）胰岛素释放试验：口服葡萄糖后胰岛素高峰在服用后 0.5～1 小时，峰值为空腹胰岛素的 5～10 倍。2 小时胰岛素<30mU/L，3 小时后达到空腹水平。

（2）临床意义：血清胰岛素检测和胰岛素释放试验主要用于糖尿病的分型诊断、低血糖的诊断与鉴别诊断。

4. 血清 C-肽检测

（1）参考范围

1）空腹血清 C-肽：0.3～1.3nmol/L。

2）血清 C-肽释放试验：口服葡萄糖后 0.5～1 小时出现高峰，其峰值为空腹 C-肽的 5～6 倍。

（2）临床意义：C-肽水平检测既可用于糖尿病的分型诊断，也可用于指导临床治疗中胰岛素用量的调整。

（五）血脂

1. 总胆固醇（total cholesterol，TC）

（1）参考范围：①合适水平，<5.20mmol/L；②边缘水平，5.20～6.20mmol/L；③升高，>6.20mmol/L。

（2）临床意义：①病理性升高。常见于高脂蛋白血症、动脉粥样硬化、糖尿病、甲状腺功能低下、阻塞性黄疸、肾病综合征等疾病。②病理性降低。常见于甲状腺功能亢进、严重贫血、急性感染、消耗性疾病、肝病等疾病。

2. 甘油三酯（triglyceride，TG）

（1）参考范围（酶比色法）：0～1.7mmol/L。

（2）临床意义：①升高。TG 为心血管疾病的危险因素，血清 TG 水平受年龄、性别和饮食等因素影响。TG 升高可见于家族性高甘油三酯血症，继发于糖尿病、甲状腺功能低下、肾病综合征、胰腺炎、动脉粥样硬化等疾病。②降低。常见于甲状腺功能亢进、严重贫血等疾病。

3. 高密度脂蛋白（high density lipoprotein，HDL）与低密度脂蛋白（low density

lipoprotein，LDL）

（1）参考范围（酶比色法）：HDL，1.04～1.55mmol/L；LDL，0～3.37mmol/L。

（2）临床意义：HDL 增高对预防动脉粥样硬化和冠心病具有保护作用，其与冠心病的发病呈负相关。LDL 是动脉粥样硬化的危险因素，其水平增高与冠心病发病呈正相关。

（六）电解质

1. 血钾

（1）参考范围：3.5～5.5mmol/L。

（2）临床意义

1）血钾增高：超过 5.5mmol/L 时称为高钾血症（hyperkalemia）。高钾血症常见于钾摄入过多或排出减少、细胞内钾外移增多、假性高钾。

2）血钾减低：低于 3.5mmol/L 时称为低钾血症（hypokalemia）。其中血钾在 3.0～3.5mmol/L 者为轻度低钾血症；2.5～3.0mmol/L 为中度低钾血症；＜2.5mmol/L 为重度低钾血症。原因：分布异常、丢失过多、摄入不足、假性低钾。

2. 血钠

（1）参考范围：135～145mmol/L。

（2）临床意义

1）血钠超过 145mmol/L，并伴有血浆渗透压过高者，称为高钠血症（hypernatremia）。高钠血症见于水分摄入不足、水分丢失过多、内分泌病变、钠摄入过多。

2）血钠低于 135mmol/L，称低钠血症（hyponatremia）。低钠血症见于丢失过多、细胞外液稀释、消耗性低钠或钠摄入不足。

3. 血钙

（1）参考范围：总钙，2.25～2.58mmol/L；离子钙，1.10～1.34mmol/L。

（2）临床意义

1）血清总钙超过 2.58mmol/L 称为高钙血症（hypercalcemia）。高钙血症见于溶骨作用增强、肾功能损害、钙摄入过多或吸收增加。

2）血清总钙低于 2.25mmol/L，称为低钙血症（hypocalcemia）。低钙血症见于成骨作用增强、钙吸收减少、摄入不足、吸收不良等。

4. 血氯

（1）参考范围：95～105mmol/L。

（2）临床意义

1）血氯含量超过 105mmol/L 称为高氯血症（hyperchloremia）。高氯血症见于排出减少、血液浓缩、吸收增加、代偿性增高、低蛋白血症、摄入过多。

2）血清氯含量低于 95mmol/L 称为低氯血症（hypochloremia）。低氯血症见于摄入不足、丢失过多。

5. 血磷

（1）参考范围：0.97～1.61mmol/L。

（2）临床意义

1）血磷增高见于甲状旁腺疾病、排出障碍、吸收增加等。

2）血磷减低见于摄入不足或吸收障碍、丢失过多、转入细胞内等。

（七）心肌酶和心肌蛋白测定

1. 心肌酶测定

（1）肌酸激酶（creatine kinase，CK）

1）参考范围（比色法）：成年男性 39～308U/L，女性 26～192U/L。

2）临床意义：CK 明显增高可见于急性心肌梗死、心肌炎等心肌损伤，多发性肌炎、皮肌炎等疾病，以及各种骨骼肌肉疾病等。

（2）肌酸激酶同工酶（CK-MB）

1）参考范围（免疫抑制法）：0～25U/L。

2）临床意义：CK-MB 增高常见于急性心肌梗死，对于早期诊断具有高度的特异性。急性心肌梗死发病后 3～8 小时增高，9～30 小时达高峰，48～72 小时恢复正常水平。

（3）乳酸脱氢酶（lactate dehydrogenase，LDH）

1）参考范围：120～250U/L。

2）临床意义：LDH 明显升高常见于急性心肌梗死、肝脏疾病、恶性肿瘤、骨骼肌损伤等疾病。

2. 心肌蛋白

（1）心肌肌钙蛋白 T（cardiac troponin T，cTnT）

1）参考范围：0.02～0.13μg/L。

2）临床意义：cTnT 是诊断急性心肌梗死的确定性标志物，在心肌梗死发病后 3～6 小时即升高，10～24 小时达峰值，10～15 天恢复正常。另外，cTnT 也用于判断微小心肌损伤和预测血液透析患者心血管事件。

（2）心肌肌钙蛋白 I（cardiac troponin I，cTn I）

1）参考范围：0～0.2μg/L，>0.5μg/L 可以诊断 AMI。

2）临床意义：在诊断 AMI 方面 cTnI 与 cTnT 对比无显著性差异，但 cTnI 具有较低的初始灵敏度和较高的特异性。

（3）肌红蛋白（myoglobin，Mb）

1）参考范围：定性，阴性；定量，50～85μg/L。

2）临床意义：Mb 常用于早期诊断急性心肌梗死，急性心肌梗死发病后 0.5～2 小时即可升高，5～12 小时达到高峰，18～30 小时恢复正常。

（蒋红双　蒋玉萍）

五、内分泌激素检测

（一）甲状腺激素检测

1. 总甲状腺素（total thyroxine，TT$_4$）和游离甲状腺素（free thyroxine，FT$_4$）

（1）参考范围：TT$_4$，65～165nmol/L；FT$_4$，10.3～25.7pmol/L。

（2）临床意义

1）TT_4是判断甲状腺功能状态最基本的体外筛检指标。TT_4增高常见于甲状腺功能亢进、先天性甲状腺素结合球蛋白增多症、原发性胆汁性肝硬化、妊娠等；TT_4降低常见于甲状腺功能减退、缺碘性甲状腺肿、慢性淋巴细胞性甲状腺炎、糖尿病酮症酸中毒等。

2）FT_4测定不受血浆甲状腺素结合球蛋白的影响，相较于TT_4，其更能反映甲状腺功能状态。FT_4增高也见于甲亢危象、多结节性甲状腺肿等；FT_4减低常见于甲状腺功能减退、应用抗甲状腺药物、糖皮质激素、使用苯妥英钠等。

2. 总三碘甲状腺原氨酸（total triiodothyronine，TT_3）和游离三碘甲状腺原氨酸（free triiodothyronine，FT_3）

（1）参考范围：TT_3，1.6～3.0nmol/L；FT_3，6.0～11.4pmol/L。

（2）临床意义：TT_3的升高往往出现在临床典型症状及TT_4升高之前，是诊断甲状腺功能亢进最灵敏的指标，且对评价甲状腺功能亢进治疗有重要意义。格雷夫斯（Graves）病早期或复发时，FT_3升高早于FT_4。TT_3和FT_3升高而TT_4和FT_4正常则诊断为T_3型甲状腺功能亢进。

（二）垂体激素检测

1. 促甲状腺激素（thyroid-stimulating hormone，TSH）

（1）参考范围：0～10mU/L。

（2）临床意义：TSH是诊断原发性和继发性甲状腺功能减退的最重要的指标。

1）TSH增高：常见于原发性甲状腺功能减退、异源性TSH分泌综合征、单纯性甲状腺肿、腺垂体功能亢进、甲状腺炎、应用多巴胺拮抗剂及含碘药物等。此外，甲状腺功能减退患者进行TSH水平测定对于应用甲状腺素替代治疗的疗效观察具有重要意义。

2）TSH减低：常见于甲状腺功能亢进、垂体性甲状腺功能减退（促甲状腺激素释放激素分泌不足）、腺垂体功能减退、皮质醇增多症、肢端肥大症、过量应用糖皮质激素等。

2. 生长激素（growth hormone，GH）

（1）参考范围：儿童<20μg/L；成年男性<2μg/L；成年女性<10μg/L。

（2）临床意义

1）GH增高：最常见于垂体肿瘤所致的巨人症或肢端肥大症，也可见于异源性生长激素释放激素（GHRH）或GH综合征。其他情况如外科手术、低糖血症、糖尿病、肾衰竭等也可引起GH增高。

2）GH降低：主要见于垂体性侏儒症、垂体功能减退症、遗传性GH缺乏症、继发性GH缺乏症等；而高血糖、皮质醇增多症、应用糖皮质激素也可引起GH降低。

3. 促肾上腺皮质激素（adrenocorticotropic hormone，ACTH）

（1）参考范围：上午10时2.2～17.6pmol/L，晚上10时<2.2pmol/L。

（2）临床意义：ACTH主要用于原发性和继发性肾上腺功能不全的鉴别诊断，一般同时测定皮质醇。

1）ACTH增高、皮质醇增高：见于严重应激反应、垂体ACTH瘤及异源性ACTH瘤。

2）ACTH增高、皮质醇降低：见于原发性肾上腺皮质功能减退。

3）ACTH降低、皮质醇增高：见于肾上腺腺瘤或肾上腺癌引发的原发性皮质功能亢进。

4）ACTH降低、皮质醇降低：见于垂体非ACTH瘤、鞍旁瘤、腺垂体受损等所致的继发性肾上腺功能减退。

（何　丹　童钰铃）

六、肿瘤标志物的检测

（一）甲胎蛋白（alpha-fetoprotein，AFP）

1. 参考范围　0～20μg/L。

2. 临床意义　AFP 测定主要用于原发性肝癌的辅助诊断，血清 AFP 水平超过 400ng/ml 持续 4 周或 200～400 持续 8 周以上，排除其他因素，结合影像学检查，高度怀疑肝细胞性肝癌，但 AFP 阴性不能排除肝癌。

（二）癌胚抗原（carcinoembryonic antigen，CEA）

1. 参考范围　0～5ng/ml。

2. 临床意义　CEA 属于器官非特异性肿瘤相关抗原，CEA 升高主要见于胰腺癌、结直肠癌、肺癌、乳腺癌、胃癌、甲状腺髓样癌等。吸烟者以及结直肠息肉、肝硬化、肝炎、肺部疾病等患者的 CEA 也可有轻度升高。CEA 动态观察有助于恶性肿瘤治疗的疗效观察及预后判断。

（三）前列腺特异抗原（prostate specific antigen，PSA）

1. 参考范围　总前列腺特异抗原（T-PSA）0～4ng/ml；游离前列腺特异抗原（F-PSA）0～0.93ng/ml。

2. 临床意义　PSA 具有较强的器官特异性，在前列腺肥大、前列腺炎等良性前列腺疾病及前列腺癌筛查、辅助诊断、疗效监测及复发预测等方面具有重要作用。

（四）糖链抗原 19-9（carbohydrate antigen 19-9，CA19-9）

1. 参考范围　0～37U/ml。

2. 临床意义　CA199 是一种非特异性肿瘤相关抗原，在胰腺癌、胆道系统恶性肿瘤、胃癌等疾病中的阳性率较高，在较多良性疾病如胰腺炎、胆囊炎、肝硬化、肝炎、糖尿病、卵巢囊肿、胃肠道息肉等中也可见 CA19-9 升高。

（五）糖类抗原 125（carbohydrate antigen 125，CA125）

1. 参考范围　0～35U/ml。

2. 临床意义　CA125 对于诊断卵巢癌有较大临床价值，尤其对观察治疗效果和判断复发较为灵敏。乳腺癌、胰腺癌、胃癌、肺癌、结直肠癌等也可升高。良性疾病如卵巢囊肿、子宫内膜异位症、盆腔炎、子宫肌瘤、胰腺炎、肝炎也有不同程度升高。

（六）癌抗原 153（cancer antigen 153，CA153）

1. 参考范围　0～25U/ml。

2. 临床意义　CA153 主要用于乳腺癌患者的治疗监测和预后判断，但不能用于筛查与早期诊断。其他恶性肿瘤如肺癌、结直肠癌、肾癌、卵巢癌等也有不同程度阳性率。

（梁　鹏　童钰铃）

七、HBV 标志物检测

HBV 标志物检测常为五项联合检测，包括 HBsAg、抗-HBs、HBeAg、抗-HBe、抗-HBc。

（一）参考范围

定性为阴性。

（二）临床意义

1. HBsAg　急性乙型肝炎的潜伏期、携带者 HBsAg 呈阳性，常被用来作为传染性标志之一。

2. 抗-HBs　属于保护性抗体，抗-HBs 阳性提示机体对 HBV 有一定程度的免疫力。

3. HBeAg　阳性表明处于乙型肝炎活动期，并有较强的传染性。

4. 抗-HBe　慢性乙型肝炎、肝硬化、肝癌呈阳性，其阳性表示大部分 HBV 被消除，复制减少，传染性减低，但并非无传染性。

5. 抗-HBc　可作为 HBsAg 阴性的 HBV 感染的敏感指标，抗-HBc 检测也常用于乙型肝炎疫苗、血液制品的安全性鉴定以及献血员的筛选。

（梁　鹏　童钰铃）

第七章 社区常见心电图结果判定

一、心房肥大与心室肥厚

（一）心房肥大

1. 左心房肥大

（1）P波增宽，时限≥0.12s，形态常呈双峰，峰距≥0.04s，Ⅰ、Ⅱ、aVL导联明显，称为"二尖瓣型P波"。

（2）V_1导联P波可呈双向波，终末电势（V_1负向P波时间乘以振幅），PtfV1≥0.04mm·s（图7-1）。

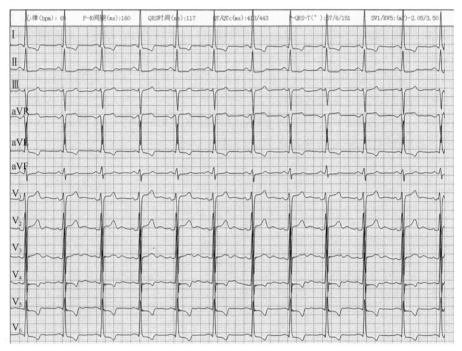

图7-1 左心房肥大心电图

2. 右心房肥大

（1）P波尖而高耸，振幅≥0.25mv，以Ⅱ、Ⅲ、aVF导联显著，称"肺型P波"。

（2）V_1导联P波直立，振幅≥0.15mv（图7-2）。

常见于慢性肺源性心脏病、肺栓塞、心房梗死等疾病。

（二）心室肥厚

1. 左心室肥厚

（1）QRS波电压增高，胸导联：R_{V_5}或R_{V_6}＞2.5mV，R_{V_5}＋S_{V_1}＞4.0mV（男性）或＞3.5mV（女性）；肢体导联：R_{V_1}＞1.5mV，R_{aVL}＞1.2mV，R_{aVF}＞2.0mV，$R_Ⅰ$＋$S_Ⅲ$＞2.5mV。

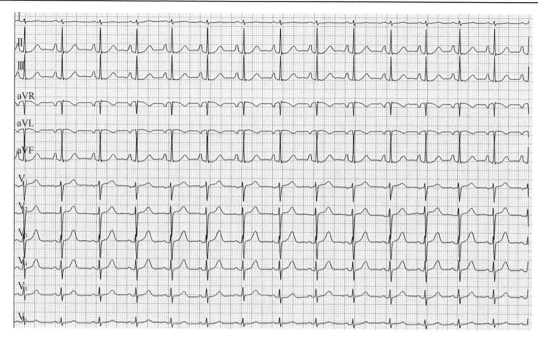

图 7-2 右心房肥大心电图

（2）额面 QRS 心电轴左偏。

（3）QRS 时限为 0.10～0.11s。

（4）以 R 波为主的导联，ST 段下斜压低＞0.05mV，T 波低平、双向或倒置；以 S 波为主的导联可见直立 T 波（图 7-3）。

符合 1 项或 1 项以上 QRS 波电压增高标准，结合病史及心脏彩超结果，可诊断左心室肥厚。

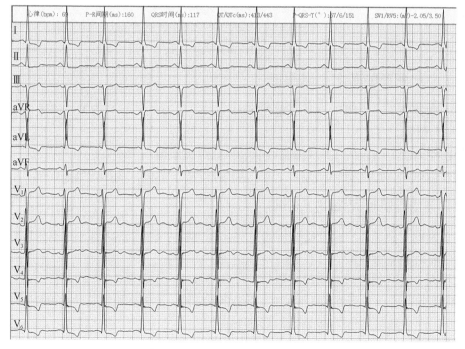

图 7-3 左心室肥厚心电图

2. 右心室肥厚

（1）V_1 导联 R/S≥1，呈 R 型或 Rs 型，V_5 导联 R/S＜1，aVR 导联以 R 波为主，R/S 或 R/q≥1。

（2）R_{V_1} ＋S_{V_5} ＞1.05mV（重度可达 1.2mV 以上），R_{aVR} ＞0.5mV。

（3）心电轴右偏≥+90°（重症可＞+110°）。

（4）继发性 ST-T 改变，如 ST 段压低、T 波倒置（图 7-4）。

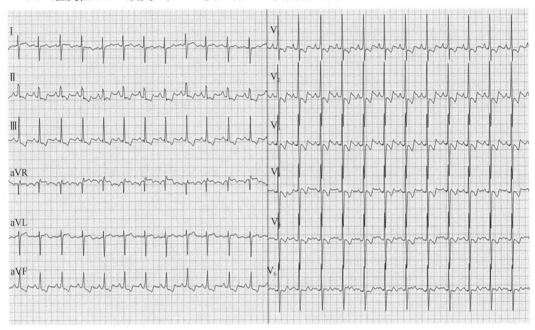

图 7-4　右心室肥厚心电图波形

二、心肌梗死

（一）心肌梗死的基本心电图形

1. 缺血型改变　心内膜下心肌缺血表现为 T 波高耸直立，心外膜下心肌缺血则表现为 T 波由直立变为倒置。

2. 损伤型改变　表现为 ST 段抬高，明显抬高可形成单向曲线。

3. 坏死型改变　形成病理性 Q 波，宽大加深，时限≥0.03s，振幅≥1/4R 波，或呈 QS 波。

（二）典型心肌梗死演变、分期

1. 超急性期　急性心肌梗死数分钟后首先出现高耸 T 波，随后迅速出现 ST 段弓背或上斜型抬高，未见病理性 Q 波。

2. 急性期　心肌梗死后数小时或数日，可持续数周，心电图表现动态变化。ST 段弓背向上抬高形成单向曲线，后可逐渐下降；形成病理性 Q 波；T 波由直立变为倒置，可逐渐加深。此期缺血型、损伤型及坏死型心电图改变同时存在。

3. 亚急性期　心肌梗死数周至数月，心电图表现以缺血及坏死型改变为主。抬高的 ST 段恢复至基线水平，深而倒置 T 波逐渐变浅，病理性 Q 波持续存在。

4. 陈旧期　常于心肌梗死数月后，ST 段、T 波恢复正常，或 T 波仍倒置、低平，病理性 Q 波持续存在。

（三）心肌梗死的定位诊断

心肌梗死部位与对应导联具体见表 7-1。

表 7-1　心肌梗死部位与对应导联

心肌梗死部位	对应导联
下壁心梗	II、III、aVF
侧壁心梗	I、aVL、V₅、V₆
前间壁心梗	V₁～V₃
前壁心梗	V₃～V₅
广泛前壁梗死	V₁～V₅
正后壁心梗	V₇～V₉
右心室梗死	V₃R～V₄R

急性广泛前壁、下壁心肌梗死心电图见图 7-5。

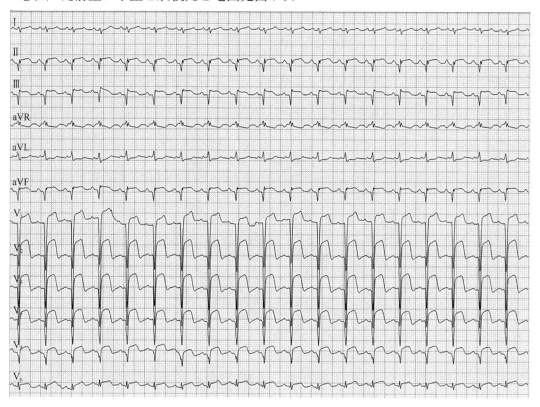

图 7-5　急性广泛前壁、下壁心肌梗死心电图

超急性期广泛前壁、下壁心肌梗死心电图见图 7-6。
亚急性期广泛前壁、侧壁心肌梗死心电图见图 7-7。

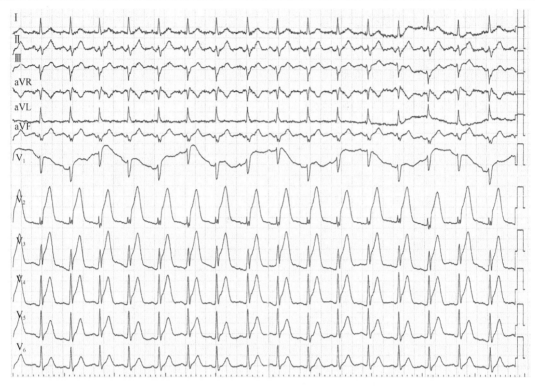

图 7-6 超急性期广泛前壁、下壁心肌梗死心电图

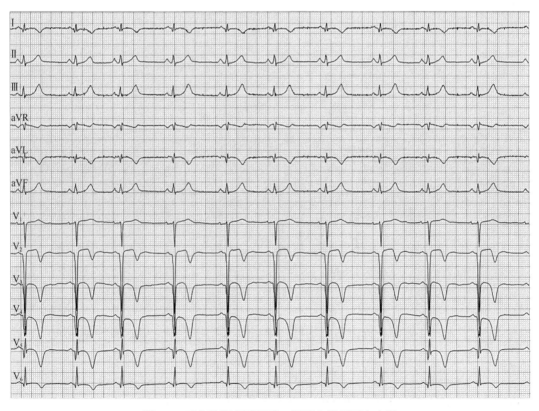

图 7-7 亚急性期广泛前壁、侧壁心肌梗死心电图

陈旧性下壁心肌梗死心电图见图 7-8。

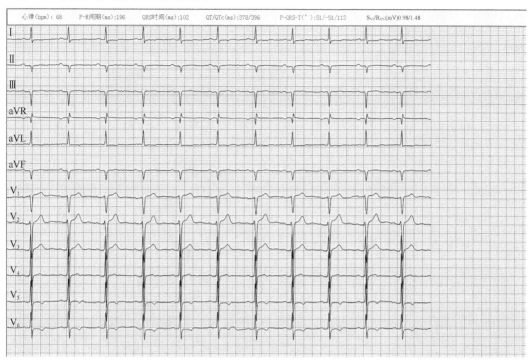

图 7-8 陈旧性下壁心肌梗死心电图

三、常见心律失常的心电图表现

（一）窦性心律失常

窦性心律心电图表现为 P 波规律出现，P 波在 I、II、aVF 及 V$_4$～V$_6$ 导联直立，aVR 倒置。

1. 窦性心动过速 成人窦性心律的频率大于 100 次/分（图 7-9）。

2. 窦性心动过缓 成人窦性心律的频率低于 60 次/分（图 7-10）。

3. 房性期前收缩

（1）提前出现的异位 P 波，形态与窦性 P 波不同。

（2）PR 间期＞0.12s。

（3）多数为不完全代偿性间歇，期前收缩前后两个窦性 P 波间距小于正常 PP 间距的两倍（图 7-11）。

4. 阵发性室上性心动过速

（1）心率 160～250 次/分，节律整齐。

（2）QRS 波形态与时限均正常，出现室内差异性传导时可见宽大畸形 QRS 波。

（3）出现逆行 P 波（在 II、III、aVF 导联倒置），常埋藏于 QRS 波群内，P 波与 QRS 波关系固定。

（4）突发突止，常由一个房性期前收缩触发（图 7-12）。

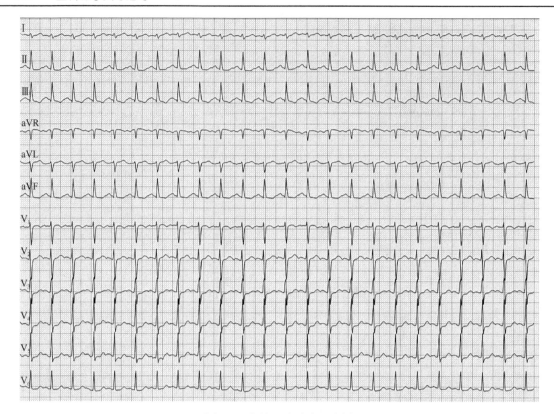

图 7-9 窦性心动过速心电图

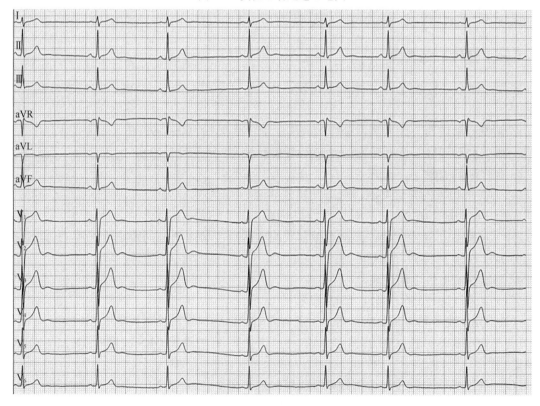

图 7-10 窦性心动过缓心电图

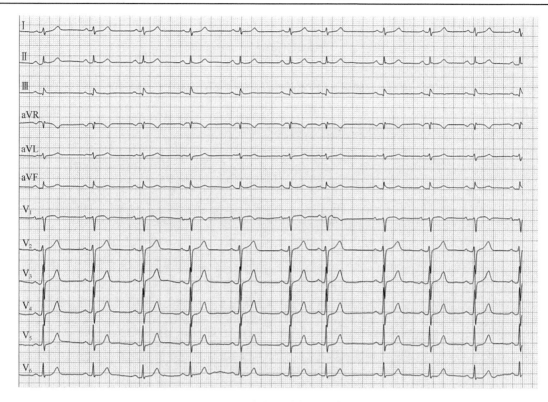

图 7-11　房性期前收缩心电图

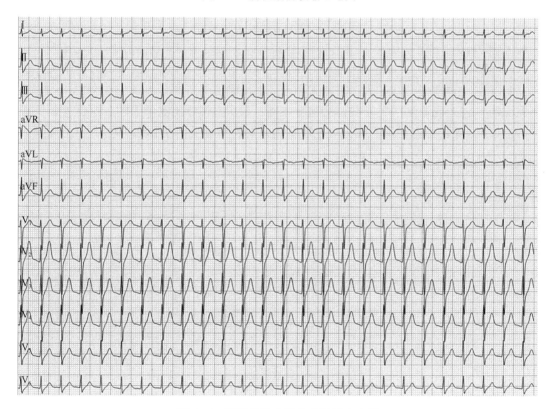

图 7-12　阵发性室上性心动过速心电图

5. 室性心动过速

（1）频率多为 140～200 次/分，节律可不整齐。

（2）QRS 波呈宽大畸形，时限＞0.12s。

（3）如出现 P 波，且 P 波频率小于 QRS 波频率，PR 无固定关系（称为房室分离），则可诊断。

（4）部分可见心房激动夺获心室或室性融合波（图 7-13）。

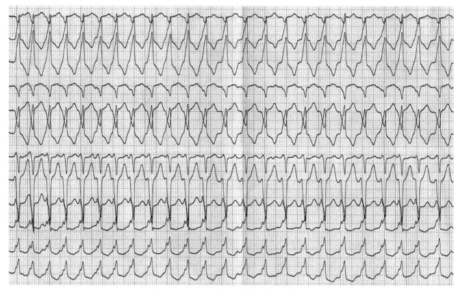

图 7-13　室性心动过速心电图

6. 心房扑动

（1）正常 P 波消失，被连续锯齿状扑动波所取代（F 波），以Ⅱ、Ⅲ、aVF 导联明显。

（2）F 波之间等电位线消失，波幅大小一致、规律出现，频率 240～350 次/分，大多以固定房室比例（2∶1 或者 4∶1）下传，心室律规则；如房室传导比例不固定，则心室律不规则。

（3）QRS 波群形态正常，部分可出现室内差异性传导（图 7-14）。

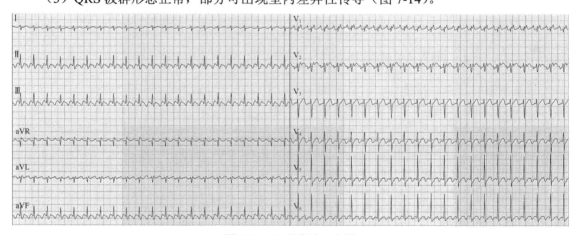

图 7-14　心房扑动心电图

7. 心房颤动

（1）正常 P 波消失，被大小不等、形状各异的颤动波（f 波）所取代，以 V_1 导联明显。

（2）f 波频率 350～600 次/分。

（3）RR 绝对不齐，QRS 波群形态多不增宽（图 7-15）。

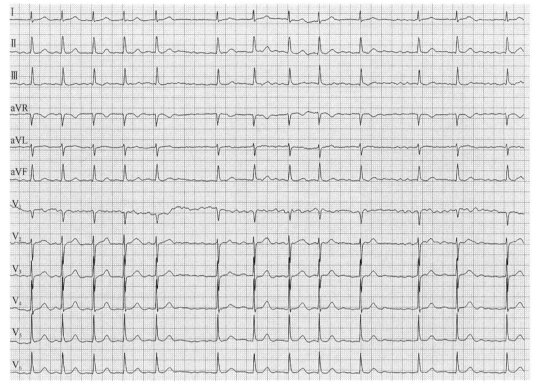

图 7-15　心房颤动心电图

8. 心室颤动

心电图上 QRS-T 波完全消失，出现大小不等、极不匀齐的低小波，频率 200～500 次/分（图 7-16）。

9. 二度房室传导阻滞

（1）二度Ⅰ型房室传导阻滞：P 波规律出现；P-R 间期逐渐延长，直至 P 波下传受阻，出现 QRS 波脱漏，常见房室传导比例为 3∶2 或 5∶4（图 7-17）。

（2）二度Ⅱ型房室传导阻滞：PR 间期固定，部分 P 波后无 QRS 波群（图 7-18）。

10. 三度房室传导阻滞

（1）P 波与 QRS 波群各成节律、互不相关。

（2）心房率大于心室率，心房冲动来源于窦房结或异位心房节律。

（3）心室起搏点通常位于阻滞点下方（图 7-19）。

11. 左束支传导阻滞

（1）QRS 波时限≥0.12s 为完全性左束支传导阻滞，反之为不完全性左束支传导阻滞。

（2）V_1、V_2 导联呈 rS 波（r 波细小，S 波明显深宽）或呈宽而深的 QS 波，Ⅰ、aVL、V_5、V_6 导联 R 波增宽，顶端粗钝或有切迹。

（3）多数Ⅰ、V_5、V_6 导联的 q 波消失。

（4）V_5、V_6 导联 R 峰时间＞0.06s。

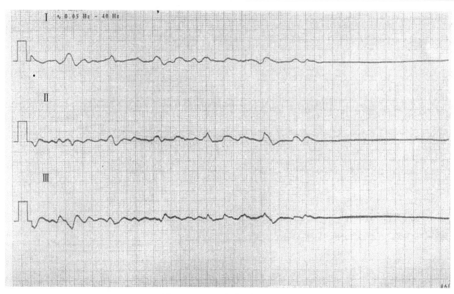

图 7-16　心室颤动心电图

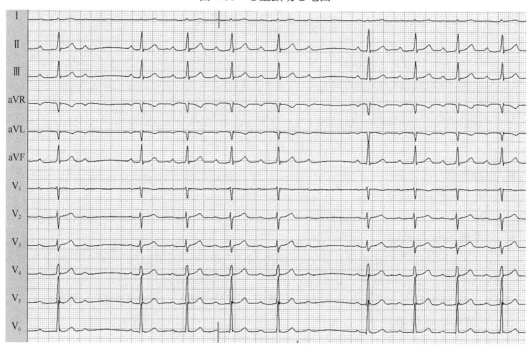

图 7-17　二度 Ⅰ 型房室传导阻滞心电图

（5）ST-T 方向常与 QRS 波群主波方向相反（图 7-20）。

12. 经典型预激综合征

（1）P-R 间期缩短，时限＜0.12s。

（2）QRS 波时限＞0.12s。

（3）QRS 波群起始部可见预激波（称为 delta 波，δ 波）。

（4）P-J 间期一般正常（J 点为 QRS 波群的终末与 ST 段起始之交接点）。

（5）继发性 ST-T 改变（图 7-21）。

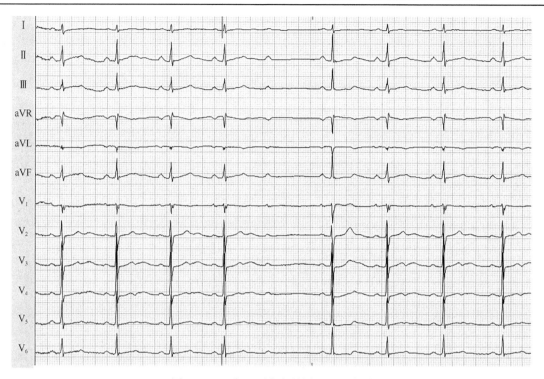

图 7-18　二度Ⅱ型房室传导阻滞心电图

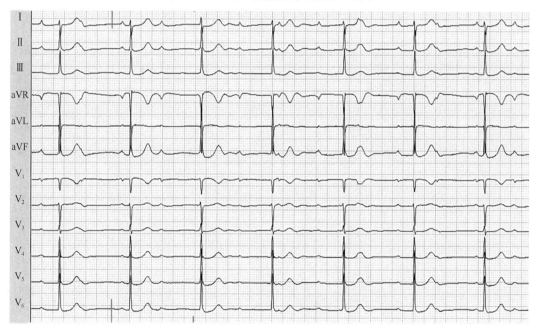

图 7-19　三度房室传导阻滞心电图

根据 V_1 导联 δ 波极性及 QRS 主波方向进行旁路定位：V_1 导联 δ 波正向、以 R 波为主，判断为左侧旁路，称 A 型预激综合征；如 V_1 导联 δ 波负向或 QRS 主波以负向波为主，多为右侧旁路，称 B 型预激综合征。

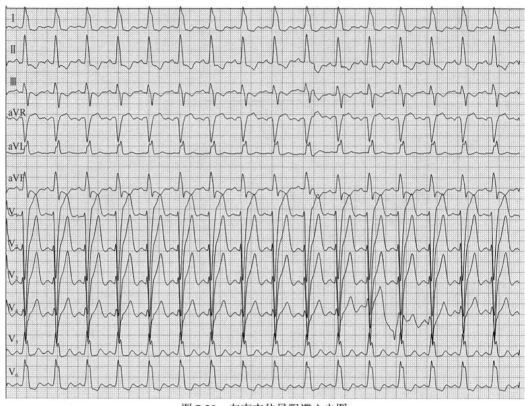

图 7-20　左束支传导阻滞心电图

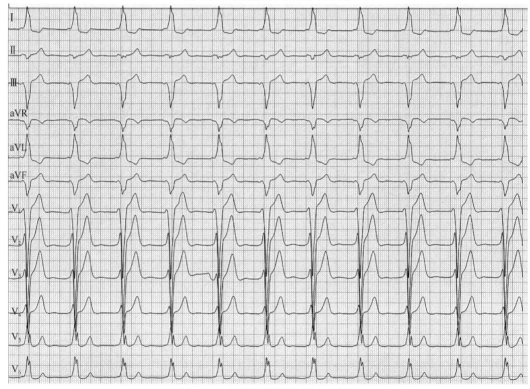

图 7-21　经典型预激综合征心电图

（郭燕娟　伍　媛）